中村仁一

やはり死ぬのは、がんでよかった

GS
幻冬舎新書
615

はじめに

私は80歳になり、末期の肺がん患者に変身しました。これまで、「健診」や「がん検診」は〝病人づくり〟になるからと受けてきませんでした。しかし、後悔はしていません。なぜなら、今まで何の屈託もなく暮らしてきたからです。

昨年（２０２０年）の6月に入ると、早足だと息切れがして歩けなくなり、それから坂道や階段を登る時にも同様のことが起きるようになり、8月22日に、胸のレントゲン写真を撮ったところ、手遅れの肺がんが見つかりました（17ページの写真1参照）。

これまで「どうせ死ぬならがんがいい」などと、いったり書いたりしてきましたし、年齢からして当然かと思いました。そして、小高い丘の上にある「同和園」への通勤は無理になり、9月18日に退職しました。

がんは痛むのが相場と受け取られています。しかし、私は、穏やかながんの自然死を

１００例以上（肺がんは14例）体験しています。

症状発現から半年以上経過した今でも痛みはないので、このまま最後まで痛まないのではないかと思っています。

でも、物事には例外はつきものです。もし、今後痛みが出るようなら「前世でよほど悪いことをした報い」と諦め、麻薬の使用もやぶさかではありません。

ただ、今は少し動くと生じる呼吸困難には閉口しています。体重は20キロ近く減りましたが、食べものの味はわかりますし、食欲もあります。ただ、少し食べすぎるとみぞおちが圧迫され、息苦しくなるので控えています。

みぞおちから右の肋下部《ろっかぶ》にかけて硬いものが触れ、肝臓が腫《は》れているようです。しかし２０２０年10月時点での血液検査では、肝機能は異常なしでした。訪問診療医も肝臓へがんが転移しているはずなのにと首をかしげ、エコー検査をして確認しようと提案されましたが、断りました。なぜなら、わかっても私に何の益ももたらさないからです。その後の血液検査も同様の理由で断りました。

何か薬でも飲んでいれば、副作用のチェックといういいわけも立つのでしょうが、あいにく、何も飲んでいません。もっとも、痰《たん》の切れが悪いせいか、咳《せき》が頻々《ひんぴん》と出るようになり、痰に血が混じる機会も増えています。

しかし、咳止めや痰を切れやすくする薬や止血剤も断っています。訪問診療医は、私の頑固さにあきれ返っているかもしれません。ただ、血痰《けったん》が続いていますので、貧血は進むでしょう。しかし、大喀血《だいかっけつ》でも起こらない限り、輸血はしないつもりです。なぜなら、貧血が少しずつ進む場合は、身体の方もそれに慣れ、しんどさを感じないケースを何例も見てきているからです。

ただ、こういう自己主張ができるのも在宅療養をしているからです。なぜなら、在宅では患者が主役だからです。病院へ入院あるいは通院している場合は、こうはいきません。入院で自己主張しようものなら、退院を迫られますし、通院でもご機嫌を損ねたら、ちゃんと診《み》てもらえなくなると忖度《そんたく》し、口をつぐんでしまうのが常だからです。

でも、それはおかしいのです。患者の「最善」と医者の考える「最善」は違うはずなのです。本来、患者は、金銭的負担を含めて、「生き方」「生活背景」「年齢」を考慮した「最善」の範囲内で、医者にプロとしての「最善」を尽くすことを求めるべきなのです。それが実現できていないのは、双方が金銭的負担をあまり考えなくてもいいというのが、その主な原因と考えられます。

超高齢社会でこういうことを続けていれば、世界に冠たる医療保険制度も存続できなくなり、若い者に残してやれないことになります。

私たち年寄りは、そのことを真剣に考えなくてはいけない時期にいると思われます。

本書がその一助になれば、こんなに嬉しいことはないと考えています。

２０２１年２月

中村仁一

やはり死ぬのは、がんでよかった／目次

第一章　やはり死ぬのは、がんでよかった　15

DTP 美創

※本書は二〇一二年小社発行の『大往生したけりゃ医療とかかわるな』を
大幅に加筆修正したものです。

第一章 やはり死ぬのは、がんでよかった

がんと診断されるのは本望

私は、30年以上も前から「死ぬのはがんがいい」「がんに限る」とあちこちで口走ったり、本に書いたりしてきました（『老いと死から逃げない生き方』講談社、１９９４年、『幸せなご臨終─「医者」の手にかかって死なない死に方』講談社、１９９８年、『大往生したけりゃ医療とかかわるな』幻冬舎、２０１２年）。

それが、このたび、めでたくというか、期待通りというか、がんになりました。願えば叶うものです。ちなみに、「がん検診」や「人間ドック」は、人を自然死から遠ざけるものと思っているので、全く受けていません。

２０２０年6月までは何らの自覚症状もありませんでした。自覚症状はないものの、がんはひそかに進行していたのでしょう。その頃から早足で歩くと息切れするようになり、坂道や階段を上がるときに一層ひどくなりました。私が常勤の配置医師として勤務していた特別養護老人ホーム「同和園」は小高い丘の上にあり、辿《たど》り着くまでに2、３回立ち止まり、数分の休憩を取らなければならないほどでした。

写真1　著者の肺のレントゲン写真
（右肺ががんのため白い影に覆われている）

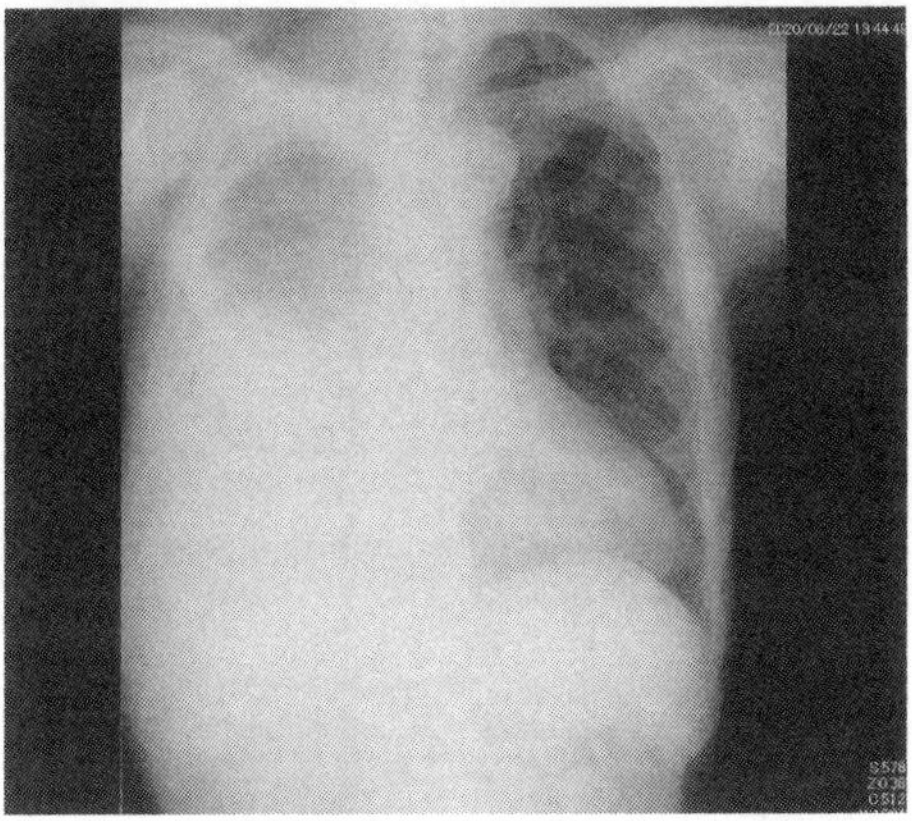

そして、体重が12〜13キロも減りました。さすがに「これは」と思いましたが、病院を受診する気にはなれなかったので、同和園に月に2回来園する放射線技師に胸部のレントゲン写真を撮ってもらいました。

すると、案の定、右の肺の大半が潰れている状態だったのです。血液検査もしましたが、肺がんの腫瘍《しゅよう》マーカーの数値が高く、「ああ、そうか。やっぱり肺がんか」と納得したわけです（写真1参照）。

肺の腺がんと判明したのが8月22日。病名がはっきりしたので、9月18日付で同和園を退職、今は訪問診療でかかりつけ医に診てもらっています。

肺がんとわかった時、残念ながら、ショックで頭が真っ白になるなどということはありませんでした。「これも老化の一種。自然の成り行きだ」と感じただけです。今さらオタオタしたら「死ぬのはがんがいい」といっていたのに、その様《ざま》は何だと笑われてしまいます。

　私は今まで主張してきた通り、在宅死をめざしているので、よほどのことがない限り、入院するつもりはありません。ただ、息切れが気になるので、場合によっては在宅酸素といった処置を受けるかもしれません。後は咳が出て困ることはありますが、咳止めの薬はもらわないようにしています。

　実際問題として、咳が続くとしんどいですし、エネルギーの消耗もあります。しかし、痰を出そうとして咳が出るのですから、むやみに止めようとするのはよくないと考えています。痰は、殺されたがん細胞の残骸や炎症による膿《うみ》のようなものです。それを体外に出そうとする自然の働きが咳なのです。

　また、痰に血が混じることもありますが、がんによって破壊された細胞や死んだがん細胞に由来するものが出血していると思われます。止血剤などで止められるものではないのです。

以上のような考えから、薬はまったく服用していません。治療と名のつくものは、何一つとして行っていないということです。

今のところ食欲はありますが、食べるとお腹が張って苦しくなります。息苦しくなるんですね。そのせいで食べる量は減っていますが、味がしなくなるということはありません。

自分で食事をしていますし、もちろん排泄《はいせつ》も自分でできる。入浴も自分でしています。ただ、浴槽に入ると水圧で胸が苦しくなるので、お腹を浮かせています。そうすると苦しくないんです。夜、寝る時も、まっすぐだと苦しいので、横を向いて寝ます。

自分の身体のサインに耳を傾け、「どうしたら楽になれるか」を考えて生活しています。病気になったからといって、今までの習慣を変えることもしていません。ゴミを集めて分別して袋に入れたり、洗濯機を回したり。さすがに重いものを持って歩くのはしんどいので、家族にやってもらいますが、自分でできることはしています。

病院に入院すると〝病人〟にされてしまいますが、がんによる自然死なら身体が動けなくなるまで、ふつうに暮らせます。そこが在宅死のいいところなのです。

死ぬのはがんに限る

最近、よく質問される言葉に「死ぬのは怖くないですか？」というものがあります。私が肺がんになっても、平然としているからでしょう。

実をいえば、全く怖くないわけではありません。何しろ死んだ経験がないのですから、何ともいえないというのが正直なところなのです。朝目覚めた時に「おっ、今日も俺は生きているのか」と、自然と感謝の念が沸き起こります。夜眠って、そのまま逝《い》ってしまうこともあるわけですから。今生きているのは本当にありがたいことだと思います。

こういうふうに心を落ち着けていられるのは、同和園に在籍していた20年間に、自然死を迎えた人を６００例以上診ているからでしょう。

そのうち、がん死した人は２００３年度から19年度までで計１０８名います（表１、表２参照）。大量吐血や下血、黄疸《おうだん》などで病院に移った人37名を除いた残りの71名は、同和園で穏やかな死を迎えています。この数字を見ても、何の手出しもしなければ、が

表1　同和園で亡くなった方の状況(2003年度〜2019年度)

年度	特別養護老人ホーム	養護老人ホーム	がん死
2003年度	46名 (21名)	1名 (0名)	5名 (1名)
2004年度	45名 (27名)	4名 (2名)	2名 (0名)
2005年度	28名 (16名)	6名 (4名)	5名 (3名)
2006年度	48名 (24名)	8名 (1名)	5名 (2名)
2007年度	36名 (22名)	8名 (3名)	5名 (2名)
2008年度	57名 (34名)	4名 (2名)	15名 (10名)
2009年度	43名 (23名)	4名 (1名)	7名 (4名)
2010年度	53名 (36名)	7名 (3名)	8名 (5名)
2011年度	55名 (39名)	13名 (8名)	7名 (4名)
2012年度	59名 (48名)	5名 (2名)	7名 (5名)
2013年度	43名 (34名)	6名 (3名)	1名 (0名)
2014年度	62名 (54名)	5名 (3名)	7名 (6名)
2015年度	76名 (63名)	8名 (3名)	10名 (8名)
2016年度	73名 (61名)	6名 (1名)	7名 (7名)
2017年度	68名 (51名)	7名 (1名)	3名 (2名)
2018年度	59名 (53名)	3名 (2名)	9名 (7名)
2019年度	37名 (33名)	12名 (6名)	5名 (5名)
計	888名 (630名)	107名 (45名)	108名 (71名)
看取り率	70.94%	42.05%	65.74%

＊(　　)内は同和園での看取り件数

表2　がん死 108名（71名）の内訳（2003年度〜2019年度）

がんの種類

肝がん	17名
胃がん	16名
大腸がん	15名
肺がん	14名
膵臓がん	9名
胆嚢がん・膀胱がん	各5名
乳がん・転移性肺がん	各4名
子宮がん・多発性骨髄腫	各3名
前立腺がん・虫垂がん・胆管がん・転移性脳腫瘍	各2名
口腔底がん・転移性頸部がん・食道がん・顎下腺がん・咽頭がん・悪性中皮腫・急性白血病・悪性リンパ腫・腎がん	各1名
合計	108名

世代別の割合

	60歳代	70歳代	80歳代	90歳代	100歳代
男性	1(0)	13(9)	19(13)	8(5)	1(1)
女性	3(1)	11(4)	30(21)	22(17)	0

＊(　　)内は同和園での看取り件数

ん患者であっても、苦しむこともなく逝くことができるといえます。

71名の中には肺がんで亡くなった人も14名いますが、がんの「痛み」を訴えた人は皆無でした。彼らは私よりも年上の人がほとんどで、ぼけてもいましたから、私の場合とは比較できないかもしれませんが、苦しそうにした人は一人もいなかったのです。

そういう人たちを診ていますから、私も「このまま痛むことなくあの世にいけるんじゃないかな」と思っています。私の場合、痛むというより、息苦しさ、呼吸困難があるだけでしょう。

人間は本来、穏やかな死を迎えられるようになっています。それを邪魔しているのが「延命医療」と〝延命介護〟ではないかと思います。私もそうでしたが、同和園でがん死された皆さんは、全員、手遅れで見つかっています。どうしてかというと、痛みがないからです。

痛みがなければ診察する必要もなく、気づいたときは〝手遅れ〟状態なのです。〝手遅れ〟というと、とんでもなく不幸なことのように思えますが、何らかの症状が出てくるまで元気に暮らせていたことを考えれば〝手遅れの幸せ〟と申せましょう。

がんは、抗がん剤や放射線などの治療をしなければ、ほとんどが痛みもなく、安らかに逝くことができます。がん自体が痛むのではなく、下手に治療をするから痛むのです。それは私が自分の目で、しかと見てきました。

痛みに苦しむことがなければ、最期の日が訪れるまでに身辺整理ができ、お世話になった人たちにお礼やお別れをいうことができます。まさに〝がんの自然死〟は、願ってもない死に方といえるのです。

また、私は残される家族に「自分の死にゆく姿を見せる」ことが、人生最後の仕事だと思っています。今は病院で亡くなることが多く、人が死ぬとはどういうことなのかを、身をもって知る機会が少なくなっています。昔は自宅で亡くなるのが当たり前でしたから、だんだんと身体が弱っていく様子を見ることで、自然と〝死〟を受け入れることができていました。それは、死を必要以上に怖れなくなることでもあります。

私には孫が3人いますが、そのうち大学生の方は、末期がんの私と会うと、「僕はおじいちゃんの死にゆく姿を見ているんじゃない、生き方を見ているんだ」といい、高校生の孫は「おじいちゃんのいう言葉は神の声のように聞こえる」と話しています。常日頃、私が〝死〟について語ってきたからでしょう。おそらく私の臨終の場面でも、オロオロすることなく受け止めてくれると思っています。

死と向き合う覚悟をさせてくれた父の〝死にっぷり〟

私が高校2年の時、父が切迫心筋梗塞でこの世を去りました。父はある意味、とても運の悪い人でした。養子として育てられた先で実子が生まれ、いびられ、家を飛び出して医学の道をめざそうとしたそうです。

ところが、20歳の時、物が二重に見える病気にかかり、眼科を訪れたときに不運に見舞われます。目薬と劇薬を間違えられて、瞬時に両目の視力を失ってしまったのです。どれほどの痛みと苦しみがあったことでしょうか。生まれつき目が見えない人と違って、途中失明者の人生は苛酷です。医者になる夢も絶たれ、絶望のあまり、何度も自殺を考えたそうです。

それでも鍼灸師《しんきゅうし》の資格を取り、私たち家族を養ってくれました。しかし、そんな生活も長くは続きませんでした。亡くなる半年前から週に1、2回、心筋梗塞の発作を起こし、脂汗を流しながら、喉が詰まり、食道がよじれるような激烈な痛みと闘うようになったのです。私たち家族が「明日は仕事を休んだら」といっても、「ああ」と答えるだけで一日も休まず、亡くなる当日まで仕事をしていました。決して愚痴をいうこともなく、同情を買うような言動もありませんでした。これまでの壮絶な体験が父を辛抱強く、決して弱音を吐かない人間にしたのでしょう。

最期の日は突然、訪れました。床に入ろうとした夜の9時頃、今まで以上の激しい発作を起こし、胸をかきむしって苦悶《くもん》し、脱糞《だっぷん》、失禁して事切れたのです。ほんの数分の出来事で、私たち家族は、呆然として涙も出ないような有様でした。あまりにもあっけない最期といえますが、あっぱれな死にっぷりでもありました。

それまで頻々と起こっていた発作に死を予感し、絶望感に苛《さいな》まれていたでしょうが、家族の前では動じる様子は見せませんでした。死を自分に与えられた運命として受け入れる覚悟ができていたのでしょう。そんな父の死にっぷりが、その後の私の死生観に大きな影響を与えたのは確かです。

父は私に「医者になれ」とはいいませんでしたが、父の死をきっかけに「苦しんでいる人を救いたい」という思いが募りました。それと同時に「死とは何か」「医療とは何か」を深く考えたいという気持ちも湧き上がり、医学を学ぶことにしたのです。

その父から「今の呼吸困難は、四の五のいったって、所詮《しょせん》、おまえ自身で引き受けるしかないんだよ」といわれているような気がしています。と同時に、「俺の死にっぷりを見ているのに、その様は何だ」と批判されないような死に方をしたいと思っています。

そして、次の代に私の死にゆく姿を見せ、死ぬとはどういうことかを覚悟を持って受け止め、理解してほしいと願っています。

自分の身体の異変と仏教との出会い

病院の勤務医をしていた40代半ばの頃のことです。心臓が2秒半も止まり、喉が詰まって夜中に飛び起きるという強烈な不整脈に襲われました。それが一度ならず、複数回、見舞われたのです。ふつうなら循環器科に行って薬をもらうところでしょうが、当時から医療に頼ろうという気持ちはなかったので、24時間記録する心電図を取っただけでした。

その頃、私は１５０床ほどの病院に勤務していましたが、常勤医は私一人だけだったのです。後はパートの医師や看護師がいるだけ。人手が足りないので、週に３日は当直があるという、かなりの激務でした。

そんな状態だったので、不整脈もおそらくストレスによるものだったのでしょう。名ばかりの院長はいましたが、週に１、２回、顔を見せるだけで、まともに診療などはしていませんでした。私一人だけで数年は切り盛りしていましたが、さすがに身体がきつくなって、その院長には辞めてもらいました。新しく着任した院長はしっかり診療をしてくれたので、ようやく２人体制になり、激しい不整脈も出なくなったのです。

人間、死ぬような思いをすると、何か心の支えが欲しくなるものです。宗教にその答えを見つけようと聖書を斜め読みしましたが、自分の力で生きてきたと思っている私が、キリスト教の絶対神など信じられるわけがありません。

そこで、今度は仏教書を読みあさりました。最初は、供養《くよう》だの葬式だのといっている仏教が心の拠《よ》り所になるとは思えなかったのですが、入門書を手当たり次第に読むうちに大変な誤解をしていることに気づいたのです。仏教の本質は、死んだ人間のためではなく、生きるための指針を説いているものだったのです。それからは、仏教の教えにどんどんのめり込んでいきました。

そして、その教えを日常的に生かすようにしていったおかげで、その後の四十数年間は生きるのが楽になりました。例えば、「生老病死は苦」という言葉がありますが、「苦」は苦しいという意味ではなく、原語ではドゥフカといって「思い通りにならない」という意味になります。

つまり、人生は思い通りにならないものだということです。思い通りにならない人生を思い通りにしようとするから苦しくなるのです。どうせ思い通りにならないのなら、思い通りにならなくてもいいと明《あき》らめればいいのです。そうすれば、気持ちが楽になります。

また、仏教の根本教理といわれる『般若心経《はんにゃしんぎょう》』に「色即是空《しきそくぜくう》　空即是色《くうそくぜしき》」という言葉があります。これは「こだわらず、とらわれず、あるがまま受けよ」という教えです。これを私流に解釈すれば、「老い」にはこだわらず寄り添い、「病」にもとらわれず連れ添う、「健康」には振り回されず、「医療」は限定的な利用を心がけ、「死に時」が来たら抗《あらが》わずに受け入れる、ということになります。

どんなに医療が発達しても「死」を回避することはできません。老いれば、あちこち具合が悪くなるのは当たり前。若返りは無理なのです。現代の医療は、老化を病気にすり替えて治療しようとしますが、元に戻ることはありえません。それなら、老いをどう受け止めるか。「残された能力に注目して、それを十二分に活用する」という発想に転換すればいいのです。

前にも書きましたが、人間には生来、穏やかに死ねるしくみが備わっています。それを邪魔するのが、生きることを先送りする「延命治療」と〝延命介護〟なのです。生きるためには飲んだり、食べたりする必要がありますが、「死に時」が来れば、その必要はなくなります。その結果、「喉が渇かない」「腹が減らない」状態が訪れ、「飢餓」「脱水」状態になって枯れるように亡くなるのです。

かつて、年配の葬儀社の方がこんなことをいっていました。

「昔は遺体が枯れていたので、軽くて納棺が楽だった。でも、今は病院で死の当日まで点滴注射などをして水ぶくれになっているので、重くて納棺に難儀するんです」

実際、同和園では、一滴の水も入らなくなっても、すぐに息を引き取ることはなく、平均で7～10日はスヤスヤと眠っていました。そうやって、最期は体内の水分を使い果たして亡くなるのです。これが人間本来の自然死です。

私は仏教との出会いと同和園での経験から、死を怖れなくなりました。安らかに死ねることがわかったからです。私が今、肺がんを拝命してもオロオロすることがないのは、そんな理由もあるのです。

人生「還り」になったら、生き方を変えるべき

私は常々、人生を「往《い》き」と「還《かえ》り」に分けて考えた方がいいと思っています。なぜなら、年をとったら「生き方」を変える必要があると感じているからです。いくら気持ちは若いつもりでいても、身体は年とともに老化していきます。それを無視した生き方は、何かと不都合が生じ、心身ともに辛くなるばかりです。

「往き」と「還り」の折り返し地点とは、繁殖を終えた時をいいます。

女性は月のものがなくなった時と、実に明白です。男性の場合は、女性と違って身体

の変化がはっきりしておらず、75歳、80歳になっても「まだまだ交尾ができる」などといばっている年寄りがいます。しかし、たとえ交尾ができたとしても、精子は若い時のような勢いはなく、よれよれといっていいでしょう。したがって、女性と同じ頃か、遅くとも定年か還暦あたりの60歳前後が折り返し地点と考えるのが妥当です。

折り返し地点が来る前の「往き」は「明日のために今日頑張ろう」という姿勢でいいのですが、「還り」になれば、明日が来るかどうかもわかりません。「今日一日を一生懸命生きよう」という生き方に変える必要があるのです。つまり、二度と巡ってこない「今」を感謝して生きろ、ということです。

ところが、現在の日本人は、年をとってできないことが増えているにもかかわらず、見かけ上、元気なことが多く、自分の老いを認めたがりません。そのため、なかなか「還り」の生き方ができにくいのが現状です。

前述したように「還り」の人生を意識せず、若い頃のように生きようと思っても、身体はいうことを聞いてくれず、それを嘆き悲しむ人生になってしまいます。「還り」の人生においては、嫌でも「老」「病」「死」と向き合う覚悟が必要になってくるのです。

繁殖を終えて生きものとしての賞味期限の切れた「還り」の生き方の基本は、次のようなものだと考えています。

①「老い方上手」になる……こだわらず寄り添う

今の日本人は「医療」を過大評価し、「医療」にすがれば「老い」も何とかなると考え、その結果、「老い」を受容しにくくなっています。しかし、医療で病気を治すことはできても、若返りはできないのです。そのことを心に留める必要があります。

年寄りはどこか具合が悪いのが正常なのです。したがって、「老い」を「病」にすり替えないことが大切になります。そして、以前に比べ、できなくなったことにこだわらないことも「還り」の人生を肯定的に考えるよすがになるでしょう。

こんな言葉があります。

「欠けた歯を惜しまず、残った歯を喜び、抜けた頭髪を憂えず、未だ生えている髪を数える」

「失ったものを数えるな、残ったものを生かそう」
（パラリンピック創始者、ルードウィッヒ・グットマン）

つまり、「残存能力を精一杯生かす」という考え方に切り替えることが重要なのです。

例えば、おいしいお酒も飲んでいるうちに半分になります。その時に「もう半分しかない」と思うか、「いやいや、まだ半分もある」と思うかで、気持ちが変わります。

今まで10分で行けた場所に、途中で休憩して30分かかるようになったとします。その時、「30分もかかるようになってしまったか」と嘆くか、「時間はかかっても、誰の手も借りずに30分かければあそこまで行ける」と思うか、あなたはどちらでしょうか。

「もう……しかできない」か「まだ……できる」か。この受け取り方の違いは、気持ちのハリという点で、天と地ほどの差があります。こうして不具合と上手に折り合いをつけて生きていくことがとても大切なのです。

②「病み上手」になる……とらわれず連れ添う

病気には完治できるものとそうでないものがあります。完治する病気であれば、闘病すればいいでしょう。しかし、生活習慣病のように完治しないものは闘病せず、上手につき合う心がけが必要です。一病息災、多病息災の心構えが肝要だということです。

今以上の余病（一つの病気に伴って起こる別の病気）が出ないように悪い生活習慣を改めるのは大切ですが、あまり厳格に頑張ろうとすればストレスになってしまい、かえって寿命を縮めてしまいます。「医療」に必要以上の期待をしたり、すがったり、任せたりせず、自分の生き方に照らして上手に利用するといいでしょう。

また、「健康」にあまり振り回されないことも大事です。健康は、人生を豊かに生きるための「手段」であって「目的」ではありません。超高齢社会にあって、世の中には健康食品や健康器具などの情報が氾濫《はんらん》し、年寄りに「健康であるべし」という圧力がかかっているのは事実です。しかし、こうした状況に惑わされてはいけません。

「健診」や「人間ドック」にも同じようなことがいえます。これらを受けても、必ずしも元気で長生きできるという保証にはなりません。「健康づくり」になるどころか、むしろ「病人づくり」になっているといっても過言ではないと思います。

そもそも医者は「病気」や「ケガ」という他人の不幸を飯の種にする因果な商売なのです。病院の経営を成り立たせるために、無症状の年寄りを「健診」に駆り立てて「病人」に仕立て上げているといってもいいでしょう。繁殖を終えるまで生きていれば、誰しも検査で何らかの異常が見つかるものです。だからといって治療すれば治るというものでもありません。

知ってあれこれ悩むより「知らない方が幸せ」ということもあります。繁殖を終えた年寄りの「健診」「人間ドック」はよくよく考えた方がいいと思います。

③「世話され上手」になる

年をとったらできないことが増えていきますが、それでも自分でできることは精一杯やるようにしましょう。頭を働かせ、身体を動かすことは健康維持につながります。できないことをしてもらったら、必ず、お礼をいいましょう。家族の間柄であっても、そうすることで波風を立てずに老いていくことができます。

しょうもない愚痴や弱音を口にするのもやめましょう。私は決して「痛い」とか「苦しい」とか口走ったりしません。そんなことをいっても、周りの人間を困らせるだけだし、「病院に行け」といわれるのが関の山です。

また、自力で飲み食いできなくなったら「寿命」と受け取り、食べさせてもらったりせず、自然死をめざしましょう。病院に入院したら延命治療を施され、いらぬ苦しみを味わうことになってしまいます。

家族に負担をかけると介護地獄に陥ってしまう可能性があるので、ヘルパーなどの社会的サービスはできる範囲で利用するようにしましょう。

④「死に方上手」になる

日本人は医療を過大評価し、無駄な抵抗をしているように思えます。今後、どんなに医療が発達しようと、多少の延命は可能になっても「死」を回避することはできません。私たちには、生来、穏やかに死ねるしくみが備わっているはずです。それを「医療」を使って邪魔してはいけないのです。自然の摂理に任せることです。

そうすれば、次世代に「死」は怖くないものだと示し、安心させることができます。

ただし、どんな死に方をするかは、それまでの「生き方」「周囲とのかかわり方」「医療の利用の仕方」が反映されます。今日は昨日の続きであって、昨日と全く異なる今日はありませんから、人は生きてきたように死ぬのです。

それだけに「死を視野」に入れての、普段の「生き方」がとても大事だということになります。「今」をしっかりと生き、点検・修正を繰り返しながら、最期の日を待てばいいのです。

「自然死」のしくみとは

自然死とは、ひと言でいうと「餓死」することです。餓死というと、とても悲惨なイメージがありますが、砂漠で喉が渇き、食べものもなく、もがき苦しんで死ぬのとはわけが違います。「飢餓」「脱水」という経過は同じですが、「死に際」のそれは、いのちの火が消えかかっているわけですから、食欲もなければ、喉も渇かないのです。

人間は水と食べものがなければ、生きてはいけません。しかし、生命力が衰えてくると、その必要性がなくなるのです。身体が「何もいらない」と拒絶するからです。そして、脱水状態になると、意識レベルが下がり、〝脳内麻薬〟のβ《ベータ》-エンドルフィンが分泌され、ウトウトとしたいい気持ちになります。また、血液も濃くなってくるので、こうしてまた意識レベルが下がり、ボンヤリとした状態になります。

死が近くなって何も食べなくなっても、体内の臓器は動いています。そのために肝臓と筋肉に蓄えられているグリコーゲンが使われます。しかし、これはすぐに消費されてしまうので、代わりに脂肪がエネルギー源となります。脂肪は分解されると、水と炭酸ガスとケトン体になるのですが、このケトン体という物質には鎮静作用があります。

つまり、飢餓状態になると、β-エンドルフィンとケトン体によって、苦しむどころかスヤスヤと眠るようになるのです。

また、最期の時が近づくと、呼吸状態が悪くなります。息が何十秒も止まったり、肩で息をしたりします。初めて見る人は「うわー、苦しそうだ」と思うかもしれませんが、顔をよく見ると穏やかなのです。全然、ゆがんだりしません。本当に苦しかったら、顔がゆがむはずです。端から見ると苦しそうに思えても、本人は苦しくないのです。

呼吸というのは、空気中の酸素をとり入れて、体内にできた炭酸ガスを放出することです。これが充分にできなくなるということは、一つには酸素不足、酸欠状態になること、もう一つは炭酸ガスが排出されずに体内に溜まることを意味します。この酸欠状態の時も、実はβ-エンドルフィンが出ます。そして、炭酸ガスにも麻酔作用があるのです。

このように死に際の飢餓状態には、二重三重もの「楽に死ねる」しくみが備わっています。これを邪魔しなければ、人間は穏やかに死んでいけるのです。これが「看取《みと》りの原則」です。

ところが、現代医療はこの看取りの原則を破り、点滴を注射したり、人工呼吸器をつけたりして穏やかな死を邪魔しています。昔は現在のように病院に入院することもなく、自宅で亡くなっていましたから楽に死ねていたのです。

今や自然死などというものは風前の灯火《ともしび》ですから、医者ですら自然死がどういうものかを知りません。だから、たとえ在宅死であっても、死ぬ間際に点滴をしたりするわけです。何もしなければ医者も患者を「餓死させるんじゃないか」と不安に思うし、家族にしても何かしてほしいと願うからです。

特に病院に入院している場合は「病院にいるのに何もしないって、どういうこっちゃ」と家族から不信の目で見られてしまいます。たとえ、病院の医師が自然死の効用を知っていたとしても、病院でそれを実行することは不可能でしょう。

私は同和園で多くの自然死を見てきましたから、自分の場合もほとんど苦しまずに逝けると思っています。家族にも自然死がいかに安らかなものか、常々、話をしていますから、穏やかに見送ってくれるものと信じています。

延命措置は本人を苦しめるだけ

私は自宅での自然死を希望していますから、延命措置などまっぴらごめんですが、以前より少なくなったとはいえ、今も延命措置を施す病院は多いようです。

延命措置とは強制人工栄養法のことで、口から食べられなくなった人に栄養を送り込むものです。代表的なものに、胃《い》瘻《ろう》（お腹に穴を開けて、そこからチューブを通じて水分や栄養を補給する手技）、鼻チューブ栄養（鼻の穴からチューブを通して胃に栄養を注入する手技）、中心静脈栄養（首の付け根の血管から心臓までチューブを入れて栄養を補給する手技)、末梢《まつしょう》静脈輸液(腕などの末梢静脈から点滴投与する手技)があります。

私が9年前に『大往生したけりゃ医療とかかわるな』を書いた頃に比べると、胃瘻を拒否する家族も増えているようですが、病院の医者の中には「何もしなかったら、見殺しにすることになる。それでもいいのか」と家族に迫り、泣く泣く胃瘻を認めるケースもあると聞きます。

私が胃瘻に対して否定的な考えを持つのには、理由があります。それは本来、医療には目的があるはずだからです。回復の見込みがある、生活の中身(ＱＯＬ)が改善する、などがあれば、胃瘻も必要だと思います。

しかし、いのちの火が消えかかっている状態での胃瘻は、回復させることも、生活の中身を改善させることも期待できません。むしろ、身体がいらないといっている状況下で、無理に栄養や水分を押し込むわけですから、かなりの苦痛と負担を強いることになります。

胃瘻を行う背景には、医療者側の「できることはすべてやらなければならない」という使命感があり、家族の側には「しないと餓死させることになる、見殺しにはできない」という罪の意識があると思われます。

普段から「死」について考え、受け入れる心構えができていれば、家族も延命措置を断るだろうし、医療者側もその意思を尊重するでしょう。しかし、日本では「死」を語ることがタブー視されています。そのため、いざという場面で、死にゆく人を見守ることができず、無理やり、生かす道を選択してしまうのだと思います。

もっとも、中には年金狙い（90代で年に４００万〜５００万円もらっている人もいます）の家族もいるかもしれません。あるいは、若い頃、女性問題や借金などで苦労させられたから簡単には死なせない、というリベンジの意味で胃瘻を選ぶ家族もいると思われます。

ところで、医療者側が家族に胃瘻を勧める常套句《じょうとうく》に「一度胃瘻をつくっても、また口から食べられるようになることもありますから」というものがあります。たしかに、病院で胃瘻になったお年寄りが同和園に戻った後、介護職員の努力によって口から食べられるようになったケースはあります。しかし、それも一時的なことです。また食べられ

写真2　胃瘻歴4年、85歳で亡くなった女性

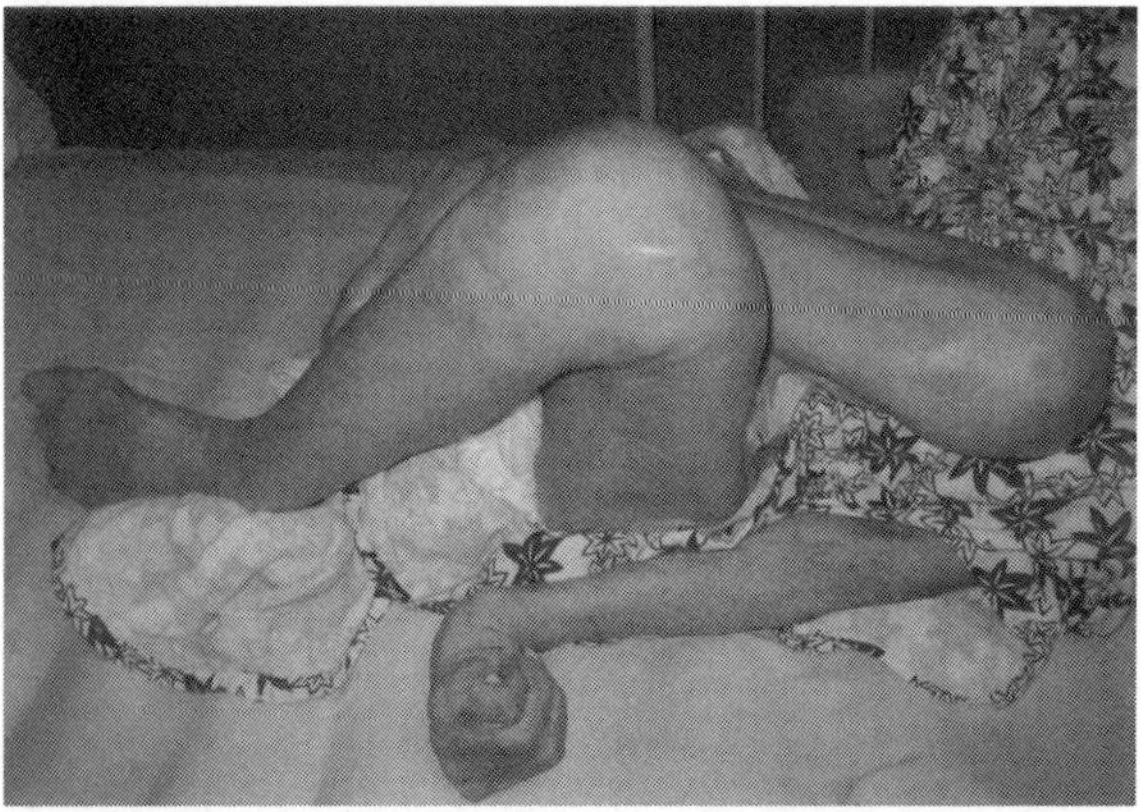

なくなります。

胃瘻をして寝たきりの状態が長く続くと、人間離れした悲惨な状態になることもあります。

写真2の女性は胃瘻歴4年、85歳で亡くなりましたが、手足の関節が固まって曲がってしまい、どこに手があり、どこに足があるのかわかりません。おむつをあてるのにも難渋していたようです。この状態ではとても棺桶に入らないので、納棺の時には葬儀社の方に骨を折ってもらう儀式をしてもらうしかありません。死んでいるとはいえ、気の毒な話です。

今は胃瘻が多くなったので、鼻チューブ栄

養は減っていると思いますが、身体を傷つけないので、こちらを選ぶ家族もいるようです。

しかし、鼻からチューブが入っている違和感は相当なものがあります。私が主宰している「自分の死を考える集い」の例会で、参加者に鼻チューブを入れる体験をしてもらったことがありますが、異口同音に「こんなことをされたら、たまらない」といっていました。意識があれば、当然、引き抜こうとします。頭が不自由な場合でも、なぜこんな目に遭うのかわからず、隙を見て引き抜こうとするでしょう。

そうすると、手を縛り上げたり、手指を使えなくする手袋状のミトンをはめたりする身体拘束をされます。縛り上げてまで栄養を補給しなければならない延命措置は、本当に必要なのでしょうか。

さらに、鼻チューブ栄養は、唾液《だえき》が管を伝って気道に入りがちなので、誤嚥性肺炎《ごえんせいはいえん》を起こすリスクが高くなります。それもあって、本当は半月から1カ月で再び、口から食べられるようになるという確実な予測がつかない限り、してはいけないのです。

また、胃瘻をして病院から老人ホームに戻ってきた時、必要カロリー、必要水分量の設定が多すぎる傾向にあります。健康な老人であれば、一日の必要カロリーが１２００〜１５００キロカロリー、水分量は合計で１５００〜２０００ミリリットルでもいいかもしれませんが、水も食べものも口にしないような年寄りには多すぎます。一日に６００〜８００キロカロリーもあれば十分でしょう。

身体が受けつけないのに無理に水分を与えれば、むくんでしまうし、気道の痰の分泌量が増えてゼイゼイいってしまいます。そうすると、一日に何度も喉の奥に管を突っ込んで吸引するという〝拷問《ごうもん》〟を受けることになります。

また、こんなこともありました。

93歳の女性で、胃瘻チューブから流動食を注入すると、途端に肩で息をするようになり、全く受けつけなくなりました。胃瘻をつくってある以上、何も入れないというわけにもいかず、本人に負担をかけないギリギリの量で、水だけ一日２００ミリリットルにしました。それでも、スヤスヤと眠った状態で、40日間も生きました。その代わり、亡くなった時点では、本当に骨と皮の状態でした。適度な水分を与えると、自分の身体を溶かしながら極限まで生きることができるのだと感嘆しました。

それから、てんかんや脈がひどく乱れる持病のある人は、当然、それらに対する薬を服用しているわけですが、一滴の水も口から入らなくなれば、薬も飲めないことになります。そうすると発作が起きるかといいますと、これが不思議にも起きないのです。発作を起こすほどのエネルギーがすでに失せているのかもしれません。

本人のことを思うなら、不要な延命措置はせず、穏やかな自然死を迎えさせてやるのが思いやりのある看取りといえるのではないでしょうか。

「孤独死」は幸せな死に方

私は死ぬまで、自分でできることはやろうと思っています。少しずつやれることが少なくなっていくでしょうが、家族に無理のない範囲で世話をしてもらえればいいと考えています。

また、末期の肺がんとはいえ、いつ死ぬのか正確なところはわかりません。臨終に際して家族がそばにいるかどうかもわかりません。家族には「私の死に目に立ち会わなくてもいい」といい含めています。ともすると日本人は、誰にも看取られずに死ぬのは可哀相だと思いがちです。しかし、自然死なら、ボンヤリとしたまどろみの中で、いい気持ちであの世に旅立つわけですから、誰もそばにいなくてもいいのです。そういう意味では、誰も邪魔しない「孤独死」は幸せな死に方といってもいいでしょう。

しかしながら、多くの日本人は死ぬ瞬間に立ち会うことにこだわります。私が病院の勤務医をしていた頃、「まだ○○が来ていないから、何とかもたせてくれ」と泣きつかれ、血圧を上げる薬を注射したりして死ぬのを引き延ばしたことが度々あります。本人はほとんど意識がないのですから、誰が来ようが来まいが関係ないんですけどね。

おまけに、病室に入っても、みんな、患者の顔ではなく、心電図のモニターをジーッと見ていることが多い。波形が平らになったら、医者が「ご臨終です」と告げますが、たまにピョコッと復活することがある。すると、後ろの方で遠い親戚が小さな声で「しぶといわね」なんてつぶやいたりする。そんなことが実際にはあります。

また、私が夜中に急変しても「かかりつけの医者を呼ぶ必要はない」と家族にはいってあります。そのまま息が止まったら、その時刻を覚えておいて夜が明けてから訪問診療医に連絡すればいいのです。医者がいても生き返らせることはできないのですから、臨終に立ち会う必要はありません。

病院で亡くなる場合は、夜中でも当直医が臨終に立ち会います。それに慣れている日本人は、医者が死亡宣告しないと「死んだとは思わない」のが一般化しています。そのため、在宅で死を迎える場合でも、夜中に急変すると家族が慌てて訪問診療医に電話したりします。

この時、家族が救急車を呼んだりしたら大変です。彼らは救急救命するのが仕事ですから、必死に息を吹き返そうとします。病院に着いたら延命措置を施されることでしょう。そうなったら、自然死は遠のいてしまいます。

本来なら、訪問診療医が本人や家族に、死ぬまでにどういう変化があるのかを何度でも繰り返し説明する必要があると思います。それを怠るから、家族が慌てふためくことになるのです。

もっとも一般的には訪問診療医も、元は病院の医者ですから、自然死など見たこともないという状況ですので、説明したくてもできないという事情もあるのですが。

在宅死を望んでいても諦める人が多いのは「急変したときの不安」があるからです。

しかし、死に際には容体が急変するものなのです。そうと知っていれば、家族も落ち着いて対応できるはずです。

私の子どもの頃（昭和30年代）は、そろそろという時期になると親戚が集まり、息の根が止まったら、一族の長老が「おっ、死んだか」と死亡宣告をしたものです。そして、「おまえは医者を呼んでこい」「おまえは湯を沸かせ」と指令を出し、医者の到着が3〜4時間後であっても誰も何とも思いませんでした。

死亡診断書記入マニュアルには「死亡前24時間以内に診察していれば、死後改めて死体を診なくても死亡診断書の発行は可能だし、最後の診察から24時間以上経っていても、死後診察して闘病中の病気で死んだと判断すれば死亡診断書の発行はできる」と書かれています。

私の場合も、かかりつけ医には「夜中はお呼びしません。朝になってから連絡しますので、お手が空いたら来ていただいて『本当に死んでいるのか、死んだフリをしているだけか』を確かめて死亡診断書の発行をお願いします」と伝えて、安心してもらっています。

おひとりさまの場合でも、覚悟と信念があれば自宅で死ぬのは可能です。ただ、その時は家族がいませんので、死亡時刻は、毎日来ているヘルパーさんか、訪問看護師が発見した時になると思います。

「事前指示書」は家族への思いやり

私は今まで家族には自分の考えを伝えてきたつもりですが、今後、病状が進んで意識が混濁《こんだく》した時、家族が私の意思通りに動いてくれるかどうかはわかりません。もしかすると、勝手に延命措置をする可能性もあります。

そこで私は、家族にどうしてほしいかを記した「事前指示書（アドヴァンス・ディレクティブ）」をつくり、説明してあります。これは、肺がんになってから書いたわけではなく、２００６年に作成したものです。事前指示書について説明しましょう。

事前指示書とは、病気や事故などで昏睡《こんすい》や植物状態のように意識がなくなったり、低下したり、あるいは重いぼけで正常な判断力が消失した場合に、どのような医療サービスを受けたいのか、受けたくないのかを、意識清明で判断力が正常な時に表明しておくものです。

作成するに際しては、家族あるいは代理人となる知人も同席して、一つひとつの医療措置について、医師から詳しく説明を受け、充分に内容を理解しておく必要があります。

さらに、最後の場面で、遠い親戚が出てきて反対し、決定をひっくり返してしまうことがありますので、その人たちも事前に話し合いの輪に入れ、合意を得ておけば理想的です。

また、人間は気が変わる生きものです。状態が変化すれば、その都度見直すようにしましょう。何度書き直しても構いません。最も新しい日付のものが有効です。

といっても、事前指示書はわが国では今のところ法的効力はありませんので、水戸黄門さんの印籠《いんろう》のようなわけにはいかないことは心得ておきましょう。

次に、私自身の事前指示書を紹介してみたいと思います（具体的な書き方については第五章で説明します）。

（1）事前指示　その一

「医療死」より「自然死」が好みのため、意識不明や正常な判断力が失われた場合、左記を希望する。

・できる限り救急車は呼ばないこと
・脳の実質に損傷ありと予想される場合は、開頭手術は辞退すること
・原因のいかんを問わず、一度心臓が停止すれば蘇生術は施さないこと
・人工透析はしないこと
・経口摂取が不能になれば寿命が尽きたと考え、経管栄養、中心静脈栄養、末梢静脈輸液は行わないこと
・不幸にも人工呼吸器が装着された場合、改善の見込みがなければ、その時点で取り外して差し支《つか》えないこと

（2）事前指示　その二

死後について左記を希望する。

・使い古しの臓器は提供しない

・葬儀式は簡素に家族だけで、遠方の者には連絡せずともよし、葬儀会館使用も可
・読経、死後戒名は不要
・告別式不要、供花、香典は辞退すること
・死体処理は完全に灰にするか、凍結乾燥粉砕で肥料にせよ（もし、偲《しの》ぶよすがが欲しければ、髪の毛か下の毛を刈り取るべし）
・年忌法要、墓石詣《まい》りは不要（但し、死体処理が希望通りにならず、骨が残れば、死後戒名、年忌法要行うも苦しからず、墓石詣りも勝手たるべし）

この事前指示書のうち、いくつかの項目について私の思いを書いておきます。
まず、臓器提供については、80年以上も使い古しの臓器ですので、先様に迷惑がかかりますので、身のほどを弁《わきま》え、提供はしません。

葬儀式は簡単に。告別式も義理で参列してもらう必要はありませんから、できるだけ簡素に。戒名は生前にもらっておくのが本筋ですので不要、しかし、寺院墓地に埋葬ということだと、そうもいきません。わけのわからない読経は不要。法話はあった方がい

い。しかし、お父さん、お母さんは大事にしよう（隣のおばさんは張り倒そう）式の道徳を薄めたような話なら不要。

大自然が墓ということで、できれば骨の原形もわからないように完全に灰にしてほしいのですが、できるだけ骨の原形を残すように、非常に高度に発達した日本の火葬炉では、いくら温度を上げても灰にならないということです。したがって、もう一度骨を砕いて別の炉で燃やしてもらうしかないようです。

あるいは、スウェーデンのフリーズドライ葬（死体を死後10日間程、マイナス１９６度の液体窒素に浸した後、凍結粉砕して肥料にする）のように、散骨などとみみっちいことをいわずに丸ごと肥料にしてもらうか、イギリスのロンドンの火葬場が検討しているという、「死体をゆでて遺灰」にする方法もあります。これは、シルクに包まれた死体を、水酸化カリウムなどのアルカリを混ぜた１５０度のお湯で、２時間ほどゆでると白い「バイオ遺灰」になるというものです。

これらが日本にも導入されれば、ぜひやってもらいたいところですが、私の場合には間に合いそうにありません。心残りがあるとすれば、このことですね。

もし、後に残った者が、偲ぶよすががなくて困るというなら、髪の毛か下の毛を刈り取っておけばいいのです。骨は高温で燃やされるためＤＮＡが破壊されていますが、毛は加工されていませんので、個人の識別は可能です。

　骨がいらないのですから、もちろん、墓石詣りも不要です。お墓詣りといっても、現実には、墓石を撫でて拝んで水をぶっかけて花を供えるだけで、故人の骨を眺めるわけでも、触ってみるわけでもありません。そんな墓石詣りはいりません。

　以上のように、細かく書いてあれば、家族も迷うことがありません。事前指示書がない場合、家族が本人の意思を忖度して行動することになりますが、後々、「ああすればよかった、こうすればよかった」と後悔することにもなりかねません。事前指示書は残された家族への思いやりでもあるのです。

　これを書いた当時は私も若かったので、いう通りにしないと化けて出てやろうかと思ったものです。しかし、今は年をとって丸くなりました。これを守って「変わり者の家族」と世間から白い目で見られるようなことは避けなければなりませんので、死んだ後のことは家族の思い通りにしたらいいという心境に変化しています。

新型コロナをどう考えるか

現在、新型コロナウイルスの感染が拡大し、「医療逼迫《ひっぱく》」や「医療崩壊」が叫ばれています。新型コロナウイルスには治療法がありません。だから、入院させても治るわけではないのです。入院は、他の人に移さないための隔離であって本人を治すためではありません。

しかし、治療法がないにもかかわらず、８割の人は重症化せずそのまま治っているのです。なぜでしょう。それは、本人が自分で治すからです。本人の自然治癒力なのです。

この自然治癒力の衰えている人（年寄りや持病のある人など）の場合、手伝ってもらえば助かる人と、いくら手伝ってもらっても助からない人に分かれます。重症者に人工呼吸器やエクモ（人工心肺装置）が装着されますが、治療法がないわけですから、こうした器械が新型コロナを治すわけではありません。

あなたに代わって時間稼ぎをしてやるから、その間に勝手に治しなさいというわけです。治せる人は助かりますが、治せない人はいのちを落とすことになるのです。

「医療逼迫」が叫ばれている現在、医療資源に限りがある以上、日本人が一番苦手とする、医療を受けさせる患者の優先順位を考えなくてはいけない時期が到来しているように思えます。

たしかに、医療はやってみないと、どうなるかわからないという「不確実性」はあります。しかし、90歳過ぎのがん末期の人にエクモが使用されているなどという話を耳にすると、医療介入すれば助かる可能性の高い人から医療介入すべきではないかと思うのです。

例えば、持病のある人は持病のない人へ、年寄りは現役世代へ、同じ年寄りでも自立した生活を送れていない人は自立している人へという具合にです。

これまでにも、口から食べられなくなった人に総入れ歯をつくったり、ひどくぼけた年寄りへのペースメーカー装着や人工透析などにかなりの違和感を持っていました。

しかし、今の日本人は、どんな状態でも医療にすがれば、何とかなるのではないかと過大評価していること、それから「死ぬこと」を考えたくないという状況に鑑みますと、状況の改善はかなりむずかしいのは事実でしょう。

２０２０年12月9日のテレビでは、日本集中治療医学会が優先順位の提案をしているのを目にしました。本人の意思表示がある場合はそれを尊重し、ない場合は家族の総意でという内容でした。

しかし、家族に決めさせるというのは酷な話です。事前にどういう状態になったら、どこまでの医療を希望するかを前もって意思表示をし、家族と話し合って折り合いをつける習慣を普及させる必要があります（51ページの「事前指示書」を参照）。

そうしないと現在の日本の世界に冠たる医療保険制度を若い世代に残してやれないということを、私たち年寄り世代は、真剣に考えるべきだと思います。

前述の総入れ歯やペースメーカー、人工透析なども本人の希望ではありません。家族の要望だったり、できることは何でもするという医療者からの誘導なのです。

年寄りにとっては、ただ生かされればいいのではなく、どんな状態で生きるかというＱＯＬが問題だと思うのです。少なくとも、私なら願い下げです。

QOLを落としてまで生きたくなければ〝断食往生〟？

みなさんは、どのような状態になったら、もう生きていたくないとお考えでしょうか。自力で入浴できなくなった時でしょうか。それとも自力で排泄できなくなった時でしょうか。あるいは、自力で食べられなくなった時でしょうか。

私は、自力で食べられなくなれば「寿命」と考えますので、これが揺らぐことはありません。

では、その前の段階ではどうか、最近しきりに考えます。

現在、入浴はなんとか自立しています。といっても、ふつうの入浴の仕方ではありません。

わが家の湯舟は横長で大きいので腹部を浮かせることができるんです。狭い風呂なら、身体を沈めると腹部に水圧がかかって苦しくなり、入れたものではありません。たとえ今後手伝ってもらってでも、今のような状態で入れるなら許容できるのではと思っています。

次に、排泄はどうか。これは考えてしまいます。

現在、三日か四日に一度です。勤めていた頃は毎日ありました。トイレは、原則、生まれてこの方、和式でしたが、腰部脊柱管《ようぶせきちゅうかん》狭窄症《きょうさくしょう》のせいでしょうか、15分も20分もかかるようになりました。そのためか、左膝に水が貯まり始めた感じがしましたので老人ホームを退職した頃より、これは大変と、洋式トイレに変えました。

ところが、不慣れのため、なかなかコツが摑めません。

なにしろ、洋式トイレとの出会いは、四十数年前の昭和50年頃の「アップダウンクイズ」や「クイズオンクイズ」「クイズグランプリ」などのテレビのクイズ番組で優勝して、グアムやハワイやヨーロッパへ行った時以来ですから、ムリもありません。「同和園」へ勤めた２０００年以後は一泊旅行は一度もありませんが、それ以前は、国内の家族旅行はしていました。

ホテルや旅館の部屋のトイレは、洋式になっていました。でも、ホテル中、旅館中を探すと、どこかに和式がありましたので、そこで用を足していました。

誰かに助けてもらいながらでも、ポータブルトイレに座れる間はいいのですが、それができなくなったら、どうなのかです。

老人ホームで・年以上も寝たきりでウンコをしている年寄りの〝豪傑《ごうけつ》〟を何人も見ましたが、あの技術と根性は凄いな、私には到底真似はできないなと思ったものです。

今、日本でも、自分で飲み食いを止めて死期を早める自発的飲食拒否（V.S.E.D／voluntarily stopping of eating and drinking）が存在し、緩和ケア医の3分の1が、その経験ありと答えているそうです。

アメリカの看護師協会は「患者の権利」として、その意思は尊重されるべきと声明を出しているそうです。

しかし、わが国では、表立って議論する雰囲気にはないようです。がんの末期では、だんだん食が細くなるでしょうから、少し死期を早めるこの行為は、あまり辛くないのかもしれません。授かったいのちである以上、最後まで生ききらなくてはいけないという思いは、もちろんありますが、最近、私も、しきりにこのV.S.E.Dが頭をよぎります。

新型コロナにかからないためにできること

では、次に対策を考えてみましょう。

まずは、何といってもかからないようにすることです。「三密」を避けるということですが、新型コロナ感染のメインは飛沫《ひまつ》ですから、ウイルスを含んだ飛沫をどうやったら防げるかです。

第一に、人との距離を２メートル以上空けることです。２メートル以上の距離があればマスクの着用は不要です。一人でいる時や一人での散歩やジョギングをする時もマスクはいらないでしょう。会食も４人以下でと人数が強調されていますが、２人でも対面でしゃべりながら食べたら危ないのです。会食では、飲食タイムとおしゃべりタイムをきちんと分け、おしゃべりの時はマスク着用です。一人ずつアクリル板で遮蔽《しゃへい》してもらうと、なおいいと思います。

これらのことがきちんと守られていれば、菅義偉総理の８人会食も問題ないと思います。飛沫対策がどうであったかが問題なのに、人数の問題にすり替えて大騒ぎをしてしまったことは残念という外はありません。

また、若者に対する自粛要請も、もう一つ効果が上がりません。なぜなら若者は軽症ですんで、滅多に死ぬことはないと周知されているからです。動き回ると他人にうつす機会が増えるからといわれても、ピンとこないのでしょう。

しかし、最近は軽症者にも、ひどい倦怠《けんたい》感、呼吸困難、関節痛、味覚障害、嗅覚障害など後遺症が出現するといわれています。若者に行動を変えてもらうためには、わがこととして考えてもらう必要がありますから、この後遺症を強調する以外にはないと思います。有名タレントから後遺症について話してもらわないと、若者には伝わらないのかもしれません。

もう一つは、治す原動力は前述の通り、本人の自然治癒力です。これに影響を与えるのが、過労や睡眠不足や過度のストレス、低栄養です。これらに注意する必要があります。

ワクチンですが、その接種が欧米や日本で始まりました。注射してもウイルスの進入門戸である鼻や喉などの粘膜に抗体ができるとは思えませんので、感染予防にはならないと思われます。

たとえてみれば、門から玄関を入り座敷にやってきたところで闘うということでしょうか。門のところで闘うなら感染予防なのですが、座敷に上がったところで闘うわけですから、重症化予防ということになります。

しかし、有効性と安全性に関しては、まだよくわかっていません。副反応に関しては、アレルギー反応以外にも横断性脊髄《せきずい》炎や多発性硬化症などの重い神経障害が報告されているようです。これは、医療には不確実性があり、誰に出るかわからないということです。

ワクチンを接種する場合には、こういう副反応に見舞われる可能性があるという覚悟が必要だと思います。

最近、国民を安心させるために、一国の元首が率先してワクチン注射をしてみせるべきだと主張している人がいますが、元首に異常がなかったからといって、あなたも大丈夫という保証にはならないことは肝に銘じておきましょう。

第二章 がんは完全放置すれば痛まない

すべてのがんが痛むわけではない

私は死ぬなら、がんがいいといい続けてきました。それには2つの理由があります。

一つは、周囲に死にゆく姿を見せるのが、生まれた人間の最後の務めと考えているからです。しかも、じわじわ弱るのが趣味ですから、がんは最適なのです。現在、圧倒的に多い、その過程の見えない病院死は、非常にもったいない死です。また、〝最高の遺産〟ともいえる、死にゆく姿を周囲に見せたくないというぽっくり死希望者に至っては、ケチの極みといってもいいと思います。

2つ目は、「救急車は呼ばない、乗らない、入院しない」をモットーにしていますので、比較的最後まで意識清明で意思表示可能ながんは、願ってもないものだからです。

がん死は、死刑囚である私たちに、近未来の確実な執行日を約束してくれます。そのため、死ぬまでの間に、書類や本の処分や遺言書の作成、医師免許の返上、廃業届の提出などができ、「立つ鳥、跡を濁さず」を実行できるのです。家族に面倒をかけることも少なくなります。

しかし日本人には、がん死はあまり歓迎されません。がんイコール強烈に痛むと連想されるからです。けれども、すべてのがんが強烈に痛むわけではありません。さんざんがんの痛みに怯えても、痛むのは７割程度といわれています。つまり、裏を返せば、３人に一人は痛まないわけです。

皆さんの周囲にも、がんなのに痛まず亡くなったという人が結構おられるのではないでしょうか。そういう人たちは、たいてい「不思議にも」「珍しいことに」「思いがけなく」「奇跡的に」などと形容されて、軽く片づけられてしまっています。でも、３人に一人なら、決して不思議でも、珍しいことでも、思いがけないことでもないと思うのです。

「自分の死を考える集い」を始めた頃、ある山村からの参加者が、３人の近親者ががんで亡くなったが、幸い、発見が遅れて手の施しようがなく、医療の〝魔の手〟から逃れたため、いずれも穏やかな死だったという例を紹介してくれました。

こういう姿を目《ま》のあたりにした人は、決してがんを恐れないのです。そして、ああいう死に方ができるなら、がんも悪くないといっていました。

私も以前から、がんで痛みが出るのは、放射線を浴びせたり、〝猛毒〟の抗がん剤で中途半端にがん細胞を痛めつけたりするせいではないか、完全に根絶やしにできるならともかく、残党が存在する以上、身内を殺された恨みで、復讐に出ても当たり前と思っていました。

今はそれが、確信に変わっています。

がんはどこまで予防できるか

がんの予防には、がんにならないための「一次予防」と、定期的に「がん検診」を受けて早期発見をし、早すぎる死を避ける「二次予防」とがあります。

二次予防の「がん検診」に関しては別に論じているので、ここでは「一次予防」について考えてみます。

結論をいいますと、100%がんにならないと保証できる対策は、残念ながら、ないということです。いや、一つありました。それは「がんになる前に死ぬ」ことです。

次に、古いところで国立がん研究センターが提唱する「がんを防ぐための十二カ条」

を掲げます。

一、バランスのとれた栄養をとる
二、毎日、変化のある食生活を
三、食べすぎをさけ、脂肪はひかえめに
四、お酒はほどほどに
五、たばこは吸わないように
六、食べ物から適量のビタミンと繊維質のものを多くとる
七、塩辛いものは少なめに、あまり熱いものは冷ましてから
八、焦げた部分はさける
九、カビの生えたものに注意
十、日光に当たりすぎない
十一、適度にスポーツをする
十二、体を清潔に

新しいところでは、国立がん研究センターが掲げた「現状において日本人に推奨できる科学的根拠に基づくがん予防法」六項目があります。

一、喫煙……たばこは吸わない。他人のたばこの煙をできるだけ避ける
二、飲酒……飲むなら、節度のある飲酒をする
三、食事……食事は偏らず、バランスよくとる
・塩蔵食品、食塩の摂取は最小限にする
・野菜や果物不足にならない
・加工肉、赤肉（牛、豚、羊など）はとりすぎないようにする
・飲食物を熱い状態でとらない
四、身体活動……日常生活を活動的に過ごす
五、体形……成人期での体重を適正な範囲に維持する（太りすぎない、やせすぎない）
六、感染……肝炎ウイルス感染の有無を知り、感染している場合は、その治療の措置を

とる

と、まあ、こんな具合です。しかし、最後の肝炎ウイルス以外は、一般的な生活習慣病の予防策です。仰々《ぎょうぎょう》しく〝科学的根拠に基づく〟と謳《うた》ってはいますが、がん独特の予防法ではありません。これを守れば、がんにならなくてすむと期待された向きには肩透かしというところでしょうか。これを見た進行がんの患者が激怒したというシロモノです。

それにしても、がんになる最大の危険因子は加齢だそうですから、笑っちゃいます。年をとるのをどうやって予防したらいいのでしょう。

「がん検診」は必要か

「がん検診」は身体によくないと、定年退職を機に〝検診断ち〟をして、晴れ晴れとした気分で過ごしている知り合いが何人もいます。

なぜ身体によくないかを聞いてみますと、「たとえがんでなくても、少しでも異変があれば精密検査に回される。回された方は、『がん検診』を受けて『精密検査』といわれたら、心穏やかでいられるはずがない。もしも、がんだったらと思うと、心も千々《ちぢ》に乱れ、夜も眠れない、食欲は落ちる、仕事に身が入らないなど、結果がわかるまで生きた心地がしない。おまけに、精密検査の結果が出るまで10日も2週間もかかる。こんな気持ちを味わうのは、もうたくさんだ。さらには、精密検査で胃に穴が開いた、腸に穴が開いたなどという話も聞く。世の中には、知らない方が幸せということもあるのではないか。もう、こんな思いを繰り返すことに耐えられない」といいます。

「がん検診」は、「早期発見」「早期治療」によって救命するという利益はあります。

しかし、一方、不利益があるのも確かです。どんな不利益かといいますと、次のようなことが考えられます。

①検診によって１００％がんが見つかるわけではないこと。どんなに優れた検査でも精度が１００％ということはない。病気になる個々人には差があり、したがって、がんであるにもかかわらず、見逃しはある確率で存在すること

②過剰診断により、過剰な検査や治療を招くことがある。その結果、医療費の過剰な負担をもたらす可能性があること

③心理的な影響。精密検査が必要ということで、不安を感じる場合があること

④検査には偶発症がある。例えば、内視鏡検査には出血や穴が開くなどの可能性があり、極めて稀《まれ》には死亡することもあること

⑤放射線被曝《ひばく》の問題がある。検診の被曝については、機器の開発、改良により、その影響は最小限に抑えられるようになったというものの、「がんの誘発や遺伝子的影響が全くない」とは断定できないこと

などがあります。

こんなにいろいろいわれると、「がん検診」から足が遠のきそうですが、受ける以上、きちんと理解しておくべきでしょう。

検診は、精度が高くなくてはいけません。精度について考える場合、がんの人を見逃さず、濾《こ》し取る力に、「感度」という指標があります。感度は高いに越したことはあり

ませんが、感度１００％ということは、現実にはありえません。

もう一つ、がんではない人を、がんではないとはっきりさせる力を、「特異度」といいます。

感度が高くても、特異度が低いと、やたらに精密検査が増えます。しかし、特異度がいくら高くても、感度が低いと見逃しが多くなります。

見逃しは裁判沙汰になることもあり、これまで感度ばかりが重んじられてきた傾向にありますが、がんではない人を、しっかりがんではないと判定する特異度も負けずに重要なのです。

感度ばかりを追求しすぎると、がんではないものをがんと疑う過剰診断が生じ、勢い、精密検査が増えることになります。

精密検査には、前述のように、一定の割合で出血や、胃や腸に穴が開くなどの偶発事故が起こります。また検査費用がかかり、検査のために仕事を休まなければなりませんし、結果がわかるまで不安な気持ちで過ごさなくてはなりません。検査によっては前立腺がんのように前立腺に針を刺して組織を採る生検という肉体的苦痛を伴うものもありますし、X線被曝などの不利益もあります。

また、放っておいても問題のないタイプのがんを見つけてしまうと、治療する無駄と副作用という不利益も蒙《こうむ》ることになります。

がんはあの世からの〝お迎えの使者〟

「今や、がんは2人に一人がかかり、3人に一人は死ぬ病気です」とよくいわれます。

しかし、あの表現は正しいにしても、脅し文句です。がんは老化ですから、高齢化が進めば進むほど、がんで死ぬ人間が増えるのは当たり前です。超高齢社会では、全員ががんで死んでも、不思議ではありません。

と、名もない、どこの馬の骨かわからない、片足を棺桶に突っ込んだような田舎の医者が、いくら声高に叫んでも、ほとんど相手にはしてくれません。

しかし、世間の新聞やテレビに対する信用は、絶大です。

そこで、元気に講演を引き受けていた時には新聞の切り抜きを利用するようにしていました。

次に紹介するのは、２０１１年４月５日の京都新聞朝刊の「認知度低い　免疫のがん退治」と題する記事です。

その内容は、「健康人の身体の中でも、毎日約５０００個の細胞ががん化している。しかし、それを免疫細胞が退治してくれているから助かっている。日本能率協会総合研究所が、インターネットで、男女各１０００人に調査したところ、免疫のこういう重要な役割を知らない人が７割もいた」というものです。

がんは身体の中に発生した、命令に服さず勝手に増殖する異分子です。したがって、これを敵と認識して攻撃してやっつけるのは、自然のしくみです。ところが、このしくみは、年齢とともに衰えます。したがって、年寄りにがんが増えるのは当然のことなのです。

繁殖を終えたら死ぬというのが、自然界の〝掟《おきて》〟です。生きものとしての賞味期限の切れた年寄りのがんは、「もう役目はすんだから、還ってきてもいいよ」という、〝あの世からのお迎えの使者〟と考えていいはずです。

だとしたら、丁重に扱わなくてはいけません。放射線を浴びせたり、抗がん剤でぶっ叩くなど、もっての外です。礼を尽くさず、そんなことをするから、がんの方も暴れて痛みが出たりするのです。何の手出しもせず、共存を心がければ、ふつうは穏やかに死ねるのだと思います。

もし、それでも強烈な痛みに見舞われるようなら、よほど前世で悪いことをしたせいと思って諦めるか、現世の〝人生劇場〟において、与えられた役柄として受け取り、真面目に、真剣に、一所懸命のたうち回るしかないでしょう。

そこで注目したいのが、俳優の入川保則さん（72歳）です（２０１１年12月24日に逝去）。２０１０年7月、リンパ腺転移のある8センチ大の直腸がんが発見され、手術。２０１１年1月、肝臓への転移が2カ所見つかりました。担当医からは「無治療だと半年から一年、抗がん剤治療をすると2年ぐらい延命できる可能性がある」と告げられたそうです。

しかし、彼は、「役者は舞台がいのち。抗がん剤の副作用でヨレヨレになって、舞台に立てないようなら、それは死んだも同然」といって、治療を断っています。まさに、延命治療の本質を突いています。長く生きればいいというものではない。見事な人生観、死生観だと思います。

また、最近「がん難民」が問題になっています。しかし、果たして「がん難民」などいるのでしょうか。

日本人は死ぬことを考えておらず、死を前提に生きてはいないので、「治らないがん」は受け入れにくく、〝難民〟化しやすいということだと思います。

つまり、もう打つ手がないといわれた時に、まだ、何とかしてくれる医者がどこかにいるのではないかと右往左往するというわけです。したがって、〝難民〟化するのは、再発がん、転移がんの患者でしょう。

ただ足掻《あが》いた末、一層生活の中身（ＱＯＬ）を落とし、いのちを縮める結果にならないことを祈るばかりです。

「早期発見の不幸」「手遅れの幸せ」

がんが老化であることは、前述した通りです。また、「がん検診」は、早すぎる死を回避する手段だということも申しました。

とするなら、繁殖を終えて、生きものとしての賞味期限の切れた「還り」の途上にある年寄りには、もはや、早すぎる死というものは存在しないことになります。

ならば、あまり「がん検診」などに近寄らない方が得策といえます。

これまで、70歳前後の何人もの有名人が、よせばいいのに、健康であることの証明欲しさに「人間ドック」を受けてがんが見つかり、目一杯の血みどろの闘いを挑んだ末、見事に玉砕し、果てています。自覚症状は、全くなかったでしょうから、「人間ドック」など受けさえしなければ、まだ第一線で活躍していただろうにと思うと、残念のひとことに尽きます。

よしんば、早期がんと診断されて取り切れた場合でも、その後は、一定期間ごとに苦痛を伴う検査を繰り返さなくてはなりません。また、無事に5年経った後でも、生きている間はずっと「再発」に怯え続けなければなりません。というのも、ちょっとでも身体に異変が生じれば、ひょっとしたらの思いが脳裏をよぎるはずだからです。

この心理的ストレスは、相当なものと思われます。「早期」だからよかった、安心ということでは必ずしもないようです。しかも、検査の賞味期限は当日限りです。偶然、見つからなかっただけということも考えられます。

生きている間は、こんなことがずっと続くわけですから、これを「早期発見の不幸」といいます。

一方、「がん検診」や「人間ドック」に近寄らなかった場合はどうでしょう。がんは痛むといいますが、それならどうしてもっと早く見つからないのでしょう。不思議でなりません。

症状のないまま、ふつうの生活をしていたら食が細り、やせてきて顔色も悪いので、周囲が心配して無理に検査を受けさせたら、手遅れのがんだった。そんな話をよく耳にします。

繰り返しになりますが、なぜ、そんなに進行するまで病院に行かないのでしょうか。痛まないからというのが、その答えとしかいいようがありません。

一見、手遅れの発見は、不幸の極みのようにうつります。

しかし、考えてみてください。それまで何の屈託もなく、自由に充実した毎日が送られていたわけです。痛みが出なければ、今後も体力が落ちて自由に動くのがむずかしくなるまで、ふつうの生活をすればいいのです。

長生きも結構ですが、ただ長生きすればいいというものでもないでしょう。どういう状態で生きるかが重要だと思うのです。私自身はぼけたり、いつ死ねるかわからないままの寝たきりや植物状態で生かされているのは、願い下げです。

私はこの年まで病の心配をほとんどせずに生きることができたので、もう充分だと思っています。そういう意味でも「がん死」は最高だと思います。

「がん」で死ぬんじゃないよ、「がんの治療」で死ぬんだよ

がんの治療法は、大きく分けて、手術、放射線治療、抗がん剤治療の3つがあります。

この他にも、免疫治療、がんワクチン療法、温熱療法などがありますが、どれもがんを根絶やしにすることはできません。

がんの治療は、完全に根絶やしにできるものでなければ、意味がありません。残党が存在すれば、それが増殖してしまいます。その意味では、手術と放射線治療だけが、根絶やしにすることのできる治療法といえます。

もっとも、抗がん剤も〝猛毒〟ですから、がんを消そうと思えばできないわけではありません。ただ、がんが消える前に、いのちが先に消えてしまいますので、実用的ではないということです。

それにもかかわらず、医療現場では、抗がん剤が「効く」とか「有効」という言葉が使われます。それはどういう意味なのでしょうか。

一般的に、「効く」と表現される内容には、次の4つがあります。

①治癒
②延命効果
③症状の緩和
④がんの縮小

抗がん剤が「効く」として採用、承認される基準があります。それは、レントゲン写真など画像の上で、がんの大きさ（面積）が半分以下になっている期間が4週間以上続くこと、そして、抗がん剤を使った患者の2割以上がそういう状態を呈することというのが条件です。8割もの患者が反応しないようなものが、薬として認可されるなど、他では考えられません。

医療側は、こういう事情を踏まえて「効く」とか「有効」といっているわけですが、患者側は「効く」といわれれば、「治る」あるいは「がんがなくなる」と受け取ったとしても責められません。同じ「効く」という言葉を使いながらも、中身には、天と地ほどの差があるということになります。

そのうえ、抗がん剤は、ほとんど「毒薬」か「劇薬」指定ですから、当然、強い副作用もあると覚悟しなければなりません。なぜなら、がんだけを攻撃するのではなく、まともな細胞や組織もやられるわけですから。

抗がん剤で治るのは、血液のがんや、塊になるものでは精巣がん、子宮絨毛《じゅうもう》がんぐらいといわれます。

胃がんや肺がんのように塊になるがんは、一時小さくなることはあっても、あまり使う意味はないことになります。

また、たとえ、数カ月の延命効果はあったとしても、副作用が強烈でしょうから、ヨレヨレの状態になります。結果的に苦しむ期間が延びただけというのでは、あまりにも悲惨すぎるのではないでしょうか。つまり、延命は結構なことですが、どういう状態での延命かが問われていると思います。

さらに抗がん剤は〝猛毒〟ですから、効果はなくても、副作用は必ずあるはずです。ですから延命効果はなくても、縮命効果はあるということです。

命を延ばすつもりが、かえって縮める結果になっていると思うのです。

余命2、3カ月が一年になった自然死の例

山川悟さん（仮名、79歳）は、年末に吐血で入院。精密検査の結果、手遅れの胃がんと判明しました。中等度以上のぼけがあり、家族は積極的治療を望まず、輸血をしただけで、まだ止血をしていない状態でしたが、口から少し食べられるようになった段階で、家族の強い希望もあり、9日後に老人ホームへ戻ってきました。この時の山川さん受け入れの相談員と私の会話は、以下の通りでした。

相談員「ふつう、こういうケースは受けませんよね」

私　「んだナ、おいは、ふつうじゃないけんね」

相談員「いや、そういう意味じゃないんですけど」

たしかに、一般的に、医療体制の整っていない、生活施設である特別養護老人ホームが、このようながん末期の入居者を、病院から引き取ることなど考えられません。ふつう、特別養護老人ホームには、常勤医はおらず（週2回半日ぐらい嘱託医が来る）、夜勤の看護師もいません。私どものように、常勤医がいて、看護師も24時間、365日勤務している特別養護老人ホームは、全体の5％ほどといわれています。

しかし、そのような体制があったとしても、一般的には、がんの末期には、のたうち回るような痛みが出ると思われていますので、まず引き受けることはないでしょう。

私のところでは、過去に麻薬を使うような末期がんの患者は見たことがありません。

そのため看護師も介護職員も、がんを恐がりません。引き取った背景には、そういう事情もあったということです。

だからといって、成算があったわけではありません。がんの組織はもろく、出血すると止まりにくいことが多いため、2、3回は病院へ連れて行って輸血をしてもらい、それでも続くようなら、家族に引導を渡そうと考えていました。つまり、いくら輸血をしても、ザルで水をすくうようなもので、昭和天皇の二の舞になるよ、というわけです。

ところが、年が明けるとコールタール（若い者には通じないらしい）のような黒い便が、少し薄くなっているではありませんか。それではと、様子を見ていると、1月の半ば頃には普通便になったのです。それから、本人がモリモリと食べ出しました。

2月中旬に血液検査をしましたところ、貧血は改善し、ほぼ正常の域に達していました。それ以後は、外出をするなど、人並みの生活が8カ月ほど続きました。もちろん、痛みなど、全くありません。

始めの頃は食欲旺盛でしたが、時間が経つにつれ、食欲も落ちてきます。だんだんと口あたりのいい、好きなものしか口にしなくなります。当然、栄養のバランスは崩れますので、手足がむくみます。しかし、最後は〝老衰死〟コースを辿り、むくみはなくなっていました。

退院時、病院からは、余命はせいぜい2、3カ月といわれましたが、亡くなる直前までふつうの生活ができ、一年近くも生きた計算になります。

手遅れのがんでも苦痛なしに死ねる

海老原卓二さん（仮名、70歳）は、食欲が落ち、やせてきて、胃腸の具合が思わしくないということで入院。検査したところ、進行胃がん、余命3カ月といわれました。がん性の腹膜炎も起こしており、がんに対しての積極的治療の意思がないため、2週間で退院して老人ホームへ帰ってきました。

痛みは全くありませんでしたが、がん性腹膜炎で腹水が増え、だんだん蛙腹《かえるばら》がひどくなりました。あまりしんどがるようなら、腹水を抜かなくてはならないかと思っているうちに傾眠状態になり、一滴の水も口から入れられなくなりました。

せっかく、本人が穏やかに死のうとしているのに、点滴注射や酸素吸入をして邪魔をするようなことはしません。〝老衰死〟コースを辿って、8日目に亡くなられました。とても安らかでした。

驚いたことに、亡くなった時には、あの蛙腹がぺしゃんこになり、完全に腹水が消えていました。

人間、生きるためには水分が必要なのです。だから、身体にある水は全部使い果たすのです。身体の自然のしくみはこんなにも凄いのかと驚嘆しました。

福井鉄之助さん（仮名、１０３歳）は、少ししんどいといっているうちに、身体が真っ黄色になり入院しました。膵臓《すいぞう》がんでした。症状の原因は、胆汁が十二指腸へ流れる道の出口付近をがんが塞《ふさ》いだためと判明しました。

そこで、その塞がった通路に、金属製の網目状の筒（ステント）を入れ、胆汁が流れるようにしてもらっただけで、２週間後に退院してきました。が、いずれがんが増殖して、この網目状の筒が詰まるのは間違いないでしょう、ともいわれました。

そして、７カ月後に亡くなりました。しかし、この方は、よく食べました。ただ、ごはん類が中心で、おかずはそれほど食べませんでした。そのため栄養が偏り、亡くなる２、３カ月前には、手足にむくみが出ました。しかし、時々、39度台の熱が出ることはありましたが、全身が黄色くなることもなく、一度も病院には行かずじまいでした。

最後は、〝老衰死〟のコースを辿り、むくみも消え、全く痛むことなく安らかに亡くなりました。

医者にかからずに死ぬと「不審死」になる

最後は、「自分の死を考える集い」の参加者のケースです。

森野茂一さん（仮名、84歳）は、京都府外にお住まいの方です。5年前に某がん拠点病院で検査の結果、肺がん（腺がん）が見つかりました。

その時、担当医が「80歳なら手術はやらないんだが、あなたは79歳だからしよう」といったらしいんですね。そのひとことに疑問を感じた森野さんは、京都で妙な医者が主宰する変な集まりがあると、人づてに聞いて「集い」にやってきたんです。そして、2、3回参加され、私の考え方に共鳴され、その後、いっさいの医療との関係を絶つのです。

そして、痛みも出ず、呼吸困難もなかったのですが、肺がんが発見されて満5年となる一カ月前にへたり込むんです。ただ、それまでの4年11カ月間は好きな卓球をして過ごしたそうですから、凄いですよ。人並みの人生を送ったわけです。いわゆるＱＯＬ（生活の中身）は全く落ちていませんからね。

しかし、医療と縁を断っていますので、どこの医者にもかかっていないわけです。

そこで私が相談を受けて、そのまま自宅で亡くなると、「不審死」ということで警察が入って厄介なことになるので、至急、往診医を探すようにと助言しました。

あいにく、京都府外で知り合いがいなかったため、地元の医師会に相談に行ってもらいました。ところが、がんの自然死など見たことも聞いたこともなく、「医者の常識外」ということで、全く取り合ってはもらえませんでした。

しかし、そのままというわけにもいかず、八方手を尽くした結果、何とか医者が見つかりました。

ただ、がんは闘病するのが当たり前、初めから何もしないなどというのは「医者の常識」にはありません。やはり、開口一番、何もしないのはもっての外、入院しろの、検査しろの、点滴をしろのと喚《わめ》かれたようです。

そこで、仕方なく、一回だけ点滴注射を受け、血液検査も許したようですが、以後は、死亡確認をして、死亡診断書だけ発行してもらえればそれでいいと、すべてはねつけたんです（血液検査で、医者は肺がんの腫瘍マーカーの数値のあまりの高さにびっくりし、かなりビビったようです。しかし、患者は教科書です。こんな患者は、探してもそうそういるものではありません。きっと、いい勉強をさせてもらったと思います）。

午前中に亡くなり、件《くだん》の医者に連絡を入れたのですが、診療中ということで、死亡確認は午後になったそうです。

最期は奥さん一人で看取りました。奥さんは、自分の時の参考にしなくてはと、しっかりと目を見開いて一部始終を見届けたといいますから、気丈な方です。最初は、何も治療しないことに猛反対していたご子息たちも、最後は「よくぞ、こんな穏やかな死を見せてくれた」と感謝されていたとのことです。

たしかに、身内がこのような死に方を残してくれると、とても心強く感じるものです。私も後に続いて逝けるようにしたいと思っています。

緩和ケア病棟は〝尻拭い施設〟？

一般に緩和ケア病棟は、肉体的苦痛、精神的苦痛、社会的苦痛、霊的苦痛（スピリチュアルペイン）を軽減、緩和するサービスを提供する施設で、その入所資格は、がんとエイズの末期（実情はがんのみ）とされています。

しかし、その中心は、肉体的疼痛《とうつう》の緩和です。なぜなら強烈な肉体的疼痛は、人格を崩壊させて、日常生活を送ることを不可能にするからです。

しかし、老人ホームで、１００名以上（最後入院した人も吐血、下血、黄疸のせいで、痛んだわけではない）の、繁殖を終えた年寄りのがん患者を診ていますと、がんに対して何ら攻撃的治療をしない場合、全く痛みがないのです。

繁殖期の患者の場合にどうなのかは、経験がないので判定はできませんが、同じように痛まないのではないかと思っています。

ただ、この場合、現実問題として、本人が何もしたくないと主張しても、まず周囲が許すことは絶対にないと思われます。「子育ての問題があるではないか」「まだ、ローンの返済が残っているではないか」などの理由で。

だから、いかなる状態になって果てようと、万一の可能性にかけてやれるだけのことをするというのも、仕方のないことと思われます。

もちろん、年寄りの場合でも、「ひょっとしたら治るかもしれない」「孫の顔を見るまで」「孫が学校へあがるまで」「孫が就職するまで」「孫が結婚するまで」といわれれば、その気になることもあるでしょう。

しかし、がんに対して無治療の在宅高齢者が、末期がんになって強烈な痛みが出たため、緩和ケア病棟へ入所したというようなケースは、これまでにあるのでしょうか。

緩和ケアの考え方が、がんの早期からとり入れられるようになったとはいえ、現実問題として、がんに対する攻撃的治療をやりたい放題やった挙句、刀折れ矢尽きた果てに到達する場所が、緩和ケア病棟になっているのではないでしょうか。いわば〝尻拭い施設〟です。

別に、これは、緩和ケア病棟を貶《おとし》めていっているのではありません。結果的にそういう位置づけになっているのではないかといっているだけです。

つまり、金属バットで力一杯殴りつけた跡を、ゴシゴシ撫でさすっているようなものです。その撫でさする場所がホスピスではないかと思うのです。金属バットで殴る方を加減した方がいいのではないかと思うのですが、後を絶たないというのが実情でしょうか。

もし、年寄りのがん患者が、がんは〝あの世からのお迎えの使者〟と受け取って、何の手出しもしなければ、その人たちには緩和ケア病棟は不要なのではないかと思っています。今、がん死37万人強のうち、８割がたは、繁殖を終えた人たちと思われます。そうすると、一部の悪足掻きをする人と繁殖期の人たち用として、緩和ケア病棟のベッド数は、今の９０００床強で、何とかまかなえるのではないでしょうか。

医者は「死に方」の〝先生〟ではない

また、よく、緩和ケア病棟入所中に、最後の力を振り絞って、懸案だった誰それとの仲直りを実現させたとか、親の墓参りや故郷へ帰るのを手伝って本人を満足させたとか、めでたしめでたしの話が語られます。

しかし、考えてみればそんなことは、繁殖を終えたら、各人が自分で自由に動ける間に、還暦や古希などの人生の節目で、始末をつけておかなくてはいけないことです。

「死」を考えないようにしてきたことのツケの大きさが、うかがえます。

また、死にかけの人間が医者にすがるのも、あまり感心しません。なぜなら、いかに生きるか、いかに死ぬかは人生の問題で、医療で解決できる問題ではないからです。

一般に、医者は、医学の勉強をして医師免許を持っています。しかし、特別に人生勉強をしてきたわけではありませんし、人生修業もしていません。また、さしたる人生経験もありません。

そんな医者に、いかに死ぬかという、むずかしい人生問題を突きつけるのは可哀相すぎます。医者には荷が重すぎて、逃げ回るしかありません。死にかけの患者のところから足が遠のくのは、無理からぬことです。

他にすがる者がいないからといって、手近なところですまそうなど、そんなひどい仕打ちは、ぜひ、こらえてやって頂きたいものです。

ただ、死に損なった体験を持つ医者や、身内をがんや難病で亡くした医者は、多少ましと考えてください。順風満帆の人生を送ってきた人は該当しませんから、出身大学や教授や院長、部長といった地位、肩書きに惑わされずに、医者の過去をよく洗って吟味《ぎんみ》するという手続きをとるのが、礼儀だと思います。

がんにも〝老衰死〟コースあり

私も老人ホームに移った当時は、がんの末期は猛烈に痛むものという、医療界の〝常識〟に毒されていました。ですから、がん末期の患者が来たら、痛みにどう対処しようかと、正直ビビりました。医療的には素人集団の生活施設である老人ホームで、とても手に負えるものではないと思っていましたから。

しかし、年寄りの手遅れのがんに5例、10例とかかわっていくうちに、発見時に痛みはなく、その後、何の手出しもしなければ痛むことはないとわかったのです。

たしかに、〝痛み〟があるなら、もっと早い時期にがんは見つかっていておかしくありません。それが、病院へ行くきっかけが、痛みではなく、血を吐いたり、お尻から血を流したり、痰に血が混じったり、レンガ色の小便が出たり、身体が真っ黄色になったり、食が細ってやせてきたり、少し動いただけで息切れがするなどだったのです。

左ページの写真3は99歳の女性で、数年前に首にしこりがあるので病院を受診しました。

もと（原発巣）はわかりません。どこかから転移したがんとの診断でした。しかし、

写真3　首にしこりができた99歳の女性

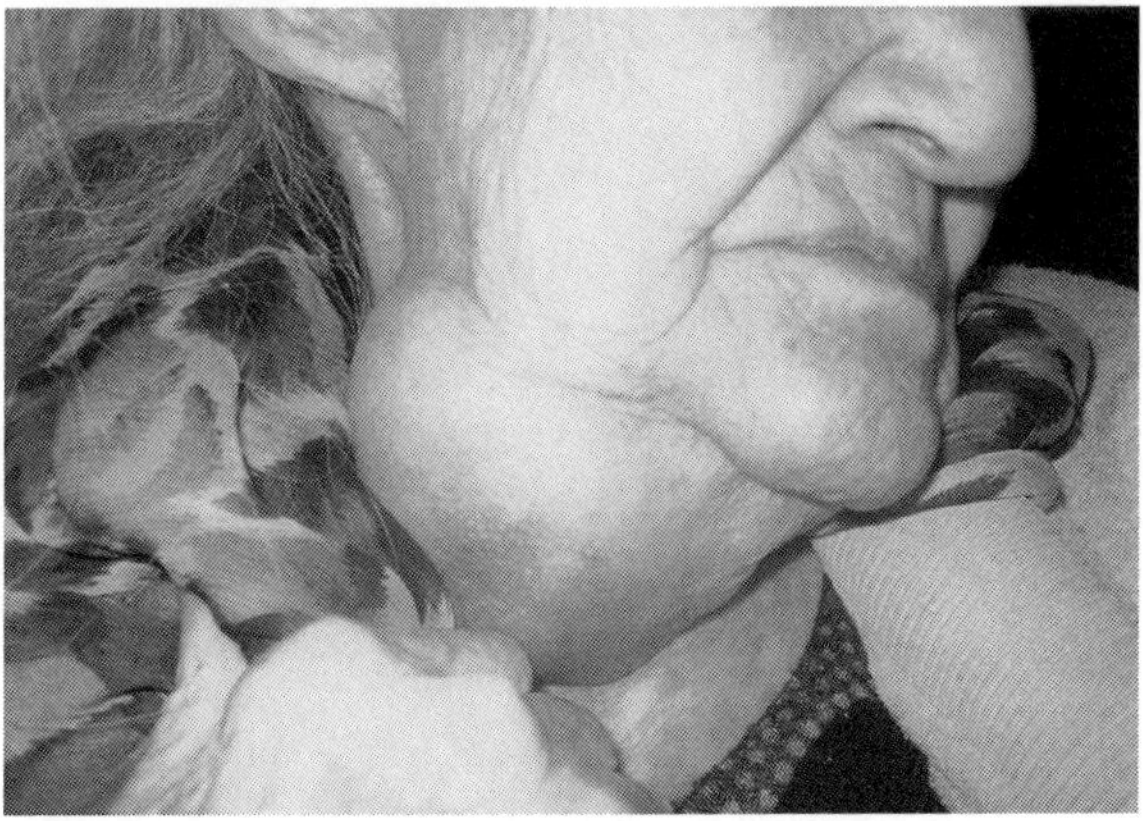

年齢も年齢なので、家族も治療を望みませんでしたし、病院も精密検査を勧めませんでした。それ以降、あまり大きさに変化はなかったのですが、亡くなる半年前ぐらいから急に大きくなりました。時々、痛いといいます。その時には、冷えピタを貼ると痛みは治まります。

ですから、いわゆるがんの痛みとは考えられず、急速に大きくなったため、皮膚が引っ張られ、それが痛みとして感じられたのではないかと思います。冷えピタぐらいで、がんの痛みが治まるとは、とうてい思えませんから。

次ページの写真4は、91歳の女性の乳がん

写真4　乳がんになった91歳女性の乳房

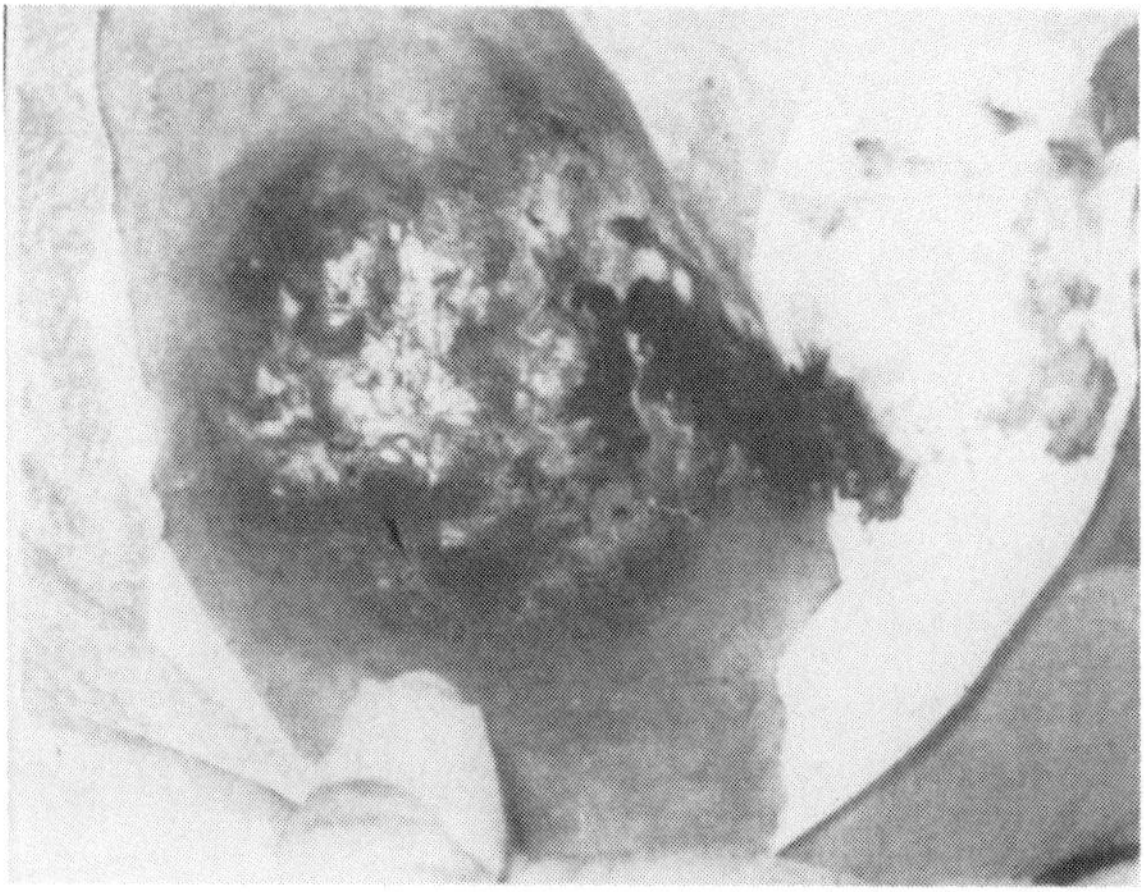

です。発見から4年で亡くなりました。もちろん、乳がんに対しては、何の手出しもしていません。乳房が崩れて出血し、乳首がなくなっています。一部が腐って膿んでしまいましたので、かなりの臭いが、あたりに充満しました。消臭剤でごまかせる程度のものではありません。きちんと処置をしないと蠅がこの臭いをしたって卵を産みつけにきます。

2人とも、〝老衰死〟コースで亡くなりました。

がんの死に方には、もう一つ、突然急変型ともいえるタイプがあります。

83歳、前立腺がんで亡くなった男性のケ

ースです。老人ホームに入る前から骨への転移が認められ、痛みは全くありませんでしたが、抗男性ホルモン剤の注射を、月一回受けていました。この人は、亡くなる1時間前までニコッと笑っていました。

私がこれまでかかわったがんの年寄りたちに対し、一人として、完全放置を勧めた人はいません。もっとも、本人は高齢で、ほとんどがぼけていますので、判断するのは家族ということになります。その家族が、もう年も年であるし、これ以上痛い苦しい思いはさせたくないということで決断したもので、全く干渉していません。

おかげで、がんを放置した場合、どんな死に方をするのかをじっくりと見せてもらえました。

これで、私の「死ぬのは〝完全放置〟のがんに限る」は、確信に変わりました。本当に、老人ホームに移ってよかったと、感謝しています。

悲しみを癒せるのは時間だけ

私のような臍《へそ》曲がりは、災害とか何かちょっと事件があると、すぐ「心のケア」が持ち出されることに、かなりの違和感を持っています。そして、専門家派遣で、マスコミも世間も一応納得、一件落着というのが、どうしても気に入りません。

災害や身近な人の突然の訃報《ふほう》に遭遇すれば、気持ちが不安定になったり、落ち込んだりするのは、正常な反応です。

しかし、本来、苦悩は自分で悩んで苦しんで、時間をかけて乗り越えていくしかないものなのではないでしょうか。誰かが代わって苦悩して解決してくれるわけではありません。

むしろ当座は、そっとしておいてやるのが、一番の思いやりではないかと思うのです。

一番の解決策は、「時間の経過」です。時間をかけること、〝時の癒し〟を待つことでしょう。

しかし、今はインスタント流行《ばや》り、そのような悠長さは、嫌われる傾向にあります。

たしかに苦悩は、本人がきちんと向き合って解決すべきものです。が、そうはいっても、人間は弱い生きものですから、ぐらっとする時があります。その時には、支えは必要でしょう。でも、それは、あくまでも支えです。

初めから、本人が誰かに何かをしてもらいたくて、自分の足で立とうとせずにぐにゃぐにゃしていたのでは、両側から無理に抱え上げようとしても、どうにもなるものではありません。今、老いも若きも、病気は医者に治してもらおう、苦悩は誰かに解決してもらおうという、この手のひ弱な人間が日本中に溢《あふ》れています。

当然、死に際の場面でも、〝心のケア〟は強調されています。しかし、それは本人からの求めがあった場合に限られるのではないでしょうか。頼まれもしないのに押しかけるのは、余計なお節介のような気がします。

心理学を勉強したか、カウンセリングの技法を身につけたかは知りませんが、それらは所詮、〝畳の上の水練〟にすぎません。呼んだ覚えもないのに、傾聴と称してやってきて、したり顔でうなずいたり、「お気持ちわかります」などと、おぬかしになろうものなら、「死んだこともないくせに、死んでいく俺の気持ちがわかってたまるか」と、私なら怒鳴りつけることでしょう。

高僧が「悩みは2人で分かてば2分の1、3人だと3分の1になる」といっているそうですが、でも、「生き死に」は別。特に近未来に執行日が確定しているがんの場合には通用しないのではないでしょうか。

「生き死に」は、きちんと向き合って、自分が引き受けるしかない事柄ですから、誰かに聞いてもらったら楽になるというレベルではないと思うのです。

そんな私ですが、時には、相手が欲しくなる時があると思われます。しかし、それは人間ではない方がいい。かといってぬいぐるみやロボットでは味気ないですし、やはり、息をしていて動く生きものがいいですね。

なぜ、そんなことを考えるに至ったかといいますと、経緯があります。

肝臓がんの破裂で亡くなった、俳優の緒形拳さんの死にっぷりです。

最後の仕事になったテレビドラマ「風のガーデン」の撮影ロケの時に、一軒家を借りて愛犬と一緒に寝泊りしていたという話を聞いたからです。そして、きっとその夜は、愛犬を相手に愚痴をこぼし、弱音を吐いてすっきりし、昼の精神状態とバランスをとったのではないかと考えたからです。これを、虚勢と受け取るかどうかは、それぞれの美学の問題でしょう。

下手に反応する人間よりも、ものをいわない犬の方がいい。傾聴ドッグ、傾聴キャットです。しかし、九官鳥やオウムはいけません。世間に中身をばらしてしまいますから。かといって「傾聴金魚」や「傾聴カメレオン」というのはもう一つという感じです。

ただ、これには、普段の〝死ぬ時のトレーニング〟も必要です。死ぬ時には、多少、痛いことや苦しいことやしんどいことがあるかもしれません。これに備えようというわけです。

私の場合は、家族の前では、できるだけ痛いの、痒《かゆ》いの、しんどいのはいわない、溜息をついたり、眉《まゆ》を曇らせるようなことも控えて、ふつうに振る舞う、うなるのは一人きりの時に、という心がけです。

相手が家族なのに水臭いではないか、という意見も出そうですが、親しき仲にも礼儀ありです。顔さえ見れば、毎度、痛いの、しんどいのといわれたのでは、家族といえどもたまらないでしょう。それに、こちらにしても、「今日はどう？」と毎日聞かれるのは、小うるさいことです。

一見、心配してくれている感じですが、やはり、家族は自分が安心したいという気持ちの方が強いのではないかと思うのは、勘繰りすぎでしょうか。

いずれにしても、「老」「病」「死」は、自分で引き受けるしかないと思っていますし、私自身、それを実行しています。

第三章　医療に関する間違った思い込み

医療に対する思い込み

まず、私の考える「医療の鉄則」を掲げます。

一、死にゆく人間に無用の苦痛を与えてはならない

一、死にゆく自然の過程を邪魔しない

今、日本人の、医療に対する期待には凄いものがあります。

最近、耳にした話によると、ある大学病院の集中治療室で亡くなった人の家族が怒鳴り込んで来たといいます。

「大学病院だから大丈夫と信じて連れて来たのに、こともあろうに集中治療室で死なせるとはどういうこっちゃ」

本当に困ったことです。

次の設問は、私が主宰し、25年目に入った「自分の死を考える集い」（以後「集い」

と略す）の参加者に行ったものです。15問中いくつ○印がつくか、やってみてほしいと思います。

治療に関する思い込み度テスト（信頼度テストともいう）

①ちょっと具合が悪くなると、すぐ医者にかかる
②薬を飲まないことには病気はよくならない
③病名がつかないと不安
④医者にかかった以上、薬をもらわないことには気がすまない
⑤医者は病気のことなら何でもわかる
⑥病気は注射を打った方が早くよくなる
⑦よく検査するのは熱心ないい医者だ
⑧医者にあれこれ質問するのは失礼だ
⑨医者はプロだから、自分に一番いい治療法を教えてくれるはず
⑩大病院ほど信頼できる医者がたくさんいる

⑪入院するなら大病院、大学病院の方が安心できる
⑫外科の教授は手術がうまい
⑬マスコミに登場する医者は名医だ
⑭医学博士は腕がいい
⑮リハビリはすればするほど効果が出る

いくつ○がついたでしょうか。〝奇人〟〝変人〟の多い「集い」では、○印がゼロの参加者がかなりの数にのぼりました。さすがというべきでしょうか。

少し説明を加えます。

①ちょっと具合が悪くなると、すぐ医者にかかる

国民皆保険によりわずかな自己負担金で、手軽に医者にかかれる状況にあることや「素人判断で様子見していて、手遅れになったらどうするのか」という医療側の脅しが利いているせいで、ちょっと頭が痛いだけですぐＣＴ検査を希望するような情勢が続い

ています。

原因療法があるため受診した方がいい病気は、そんなに多くはありません。病気を治す力の中心をなすものは、本人の自然治癒力です。

したがって、薬は援助物資であり、医療者は援助者にすぎません。風邪など、原因の大部分がウイルスである場合は、安静、保温、栄養の下、発熱の助けを借りて自分で治すしかないのです。医者にかかったからといって早く治せるわけではありません。

かつて、四半世紀以上も前にアメリカ合衆国の権威ある学術専門誌「ニューイングランド・ジャーナル・オブ・メディシン」の編集長、インゲルハイム氏が、「病気の80％は医者にかかる必要がない、かかった方がいいのが10％強、かかったために悪い結果になったのが10％弱」といいました。

その後、これに対する反論がないところを見ると、これは現在も変わらないものと思われます。

だいたい、日本では手軽に医者にかかれるとはいえ、あまりにホイホイと病院へ行きすぎるのです。元来、病院は「狭い」「臭い」「暗い」もの。最近は建て替えられて外観はきれいになり、かなり改善されました。しかし、依然として「汚い」「危ない」「恐ろしい」ところであることには変わりはありません。

だから、軽い病気で病院に行って、重い病気をお土産にもらって帰る可能性は充分にあるのです。

それゆえ、本来、病院は〝いのちがけ〟で行くところなのです。

②薬を飲まないことには病気はよくならない

微熱がある、ちょっと鼻水や咳が出る、少しどこかが痛むなどの症状があれば、すぐに薬を飲もうとする人がいます。しかし、前述のように、薬は援助物資であり、力ずくで病気を追い払ってくれるわけではありません。

それどころか、症状は早く治そうとする身体の反応、警戒サインですから、それをむやみに抑えるのは「自然治癒」を邪魔することになり、治るのが遅くなると考えた方がいいのです。

ただ、よほどしんどければ、治りが遅れるのを覚悟のうえで、苦痛の軽減、症状の緩和のために、ごく短期間、薬を服用するのは止むを得ません。

③病名がつかないと不安

この背景には、医学がこんなに発達したのだから、病名さえつけば必ず何とかなるはずという、近代の医療に対する重大な誤解、錯覚があります。「原因がわからなければ、どうしようもない」とよくいわれていることと、表裏をなしているものと思われます。

感染症と異なり、難病、生活習慣病は、その原因が体質や素質（遺伝子に問題）、悪い生活習慣、老化など多岐にわたり、特定できません。したがって、除去、撃退不能のため、完治ということはないのです。

それなのに、病名がついただけでほっとするのはおかしくありませんか。

④医者にかかった以上、薬をもらわないことには気がすまない

これも前述の通り、病気を治す主役が薬であるという思い込みによるものです。

元来、化学物質である薬は異物であり、身体にいいもの、必要なものではありません。

あくまで、利益と不利益を天秤《てんびん》にかけて、利益が上回ると思える時のみ使用すべきものです。

小さい頃からの薬物教育、健康教育の欠如が原因と思われます。

⑤医者は病気のことなら何でもわかる

医学の発達によって、身体や病気のことはいろいろわかってきましたが、まだわからないことがたくさんあります。否、わからないことの方が多いといっていいのではないでしょうか。

したがって、いくら勉強していてもわからないことが、いくらでもあるのです。

しかし、患者を前にした臨床場面では、「わからない」といえばヤブ医者扱いされてしまうので、わかっているような顔をして理屈をこねることになります。

だから、わからないことをわからないとはっきりといえる医者は、よほど勉強しているか、不勉強を棚に上げて臆面もなくわからないといえる鉄面皮《てつめんぴ》な医者かのどちらかでしょう。

ただ、実際問題として、患者に向かって「わからない」というにはよほどの勇気が必要です。それにもかかわらず口に出せる医者は、何がわかっていて何がわからないのかを心得ていると受け取り、信頼してもいいと思われます。

⑥病気は注射を打った方が早くよくなる

胃や腸管は、厳密にいえば体内ではなく、体外です。飲み薬は吸収されて初めて体内に入ります。それも１００％ではありません。他の飲み薬や食べもの・飲みものの影響で、さらに減少することもあります。

それに比べると、たしかに、筋肉注射や血管注射は直ちに１００％体内に入り、効果の現れ方も早い。しかし、病気を治す主役は、繰り返しますが薬ではありません。

しかし、今も、風邪は注射一本で治ると思っている年寄りは結構たくさんいます。過去に、治りかけの時期に注射を打って治ったと勘違いした体験の持ち主なのでしょう。いくら説明しても、頑固に注射を要求し、結局時間の無駄になることが多い。困ったことです。

⑦よく検査するのは熱心ないい医者だ

詳しい病歴の聴取と丁寧な身体診療の所見から、8割くらい診断がつくといわれます。

そして、検査はその裏づけのためのものという位置づけです。

しかし、これには昨今、数値や画像などの客観的な証拠が示されないと承知しないという患者側の事情や、後で見逃しといわれるのを防ぐ訴訟対策、収入増を図るという医療経営上の問題などが考えられます。

患者側も、このあたりの事情はわかっているようで、「集い」でも生活習慣病で通院している年金生活者から、よく苦情を聞かされます。「異常がなかった」といいながら、なぜ、毎月、あるいは2カ月に一度も検査をするのか、あれは私の身体のことを考えてくれているのではなく、病・医院の経営のためではないのか、と。

ただ、薬という身体にとっての異物を長期間服用する以上、安全面から副作用の早期チェックという面もあります。このことが定期検査の意味に含まれていることも、忘れてはいけないと付言しています。

しかし、限りある医療資源という観点からも、やはり納得してもらえる説明ができない検査はすべきでないでしょう。

それに、精密検査をすれば、たしかに詳しくはわかるでしょうが、その結果を踏まえて好転させる手立てがあるかどうかが重要なのです。わかりさえすれば何とかなるはずと誤解している向きの、何と多いことでしょうか。中には、辛い、苦しい、恥ずかしい検査もあります。なのに、ただわかっただけというのでは、何のために耐え忍んだのかわかりません。

今後は、患者側も、結果に対して好転のすべがあるかどうかを確かめたうえで、精密検査を考えるべきでしょう。

⑧医者にあれこれ質問するのは失礼だ

自分の身体のこと、病気のことなので、充分に納得のいくまで聞いた方がいいと思います。嫌な顔をしたり、自分を信用できないのかなどと怒鳴りつけるようなら、即刻、医者替えをお勧めします。

特に、むずかしい病気、耳にしたこともない病気などの場合、別に時間をとってもらい、家族や友人に同席を頼み、許可をもらって録音したり、イラストを使っての説明を求めればいいと思います。これらの要求を拒否されたら、これまた、医者替えの対象となるでしょう。

なぜなら、悪い結果が出た場合、被害を蒙るのは医者ではなく、患者自身だからです。〝想定外〟のことが起こって、「信頼して任せたのに」と臍《ほぞ》を噛んでも、医者は痛くも痒くもない。それは、患者の勝手な思い込みの結果にすぎないのです。

⑨医者はプロだから、自分に一番いい治療法を教えてくれるはず

たしかに、プロとして自分が最善と信じる治療法を勧めるでしょう。しかし、現在、治療法が一つとは限らなくなっています。

例えば、がんの場合、手術療法、放射線療法、化学療法などがありますが、外科医なら、切りたいから外科医をやっているわけでしょうから、当然、最善として手術を勧めるはず。肉屋の大将が肉を買いに来た客に向かって「この季節、魚もおいしいですよ」とはいわないでしょう。同様に、「放射線治療もいいかもしれない」などとは口にしな

いと思われます。紹介状を書いてもらい、放射線科医の意見も聞き、それぞれの長所、短所をはっきりさせる必要があります。さらに、できれば、他の放射線科医や外科医の考えも聞いた方がいいでしょう。

なぜなら、一度切り取られたり、放射線で大ヤケドを負わされた臓器は、二度と元の姿には戻らないからです。最終決断は、慎重のうえにも慎重を期した方がいいと思います。

ただ、この時、同じ大学の医局出身者は避けるように。なぜなら、世話になった先輩の考えに異を唱える後輩というのは考えにくいですから。

例えば、玄関の扉の鍵が壊れた場合、鍵だけを取り替えてほしいとしましょう。それに対して、古くなっているので扉ごと替えなくてはいけない、あるいは玄関ごとつくり替えなくてはダメだといわれるかもしれません。そんな時、ふつう、プロだからといってセールスマンのいいなりにはならないはずです。ましてや、自分のいのちがかかっている時に、他人任せにするなど、もっての外というべきではないでしょうか。

医療は、本来、針を突き立てたり、切ったりはつったりする傷害行為や、撫でたり揉んだり、妙なところへ指を突っ込んだりする強制ワイセツ行為を伴うものです。それが許される（違法性の阻却《そきやく》）のは、目的が診断、治療にあり、患者が理解し、納得し、同意しているからです。だから、苦しさも辛さも恥ずかしさも耐えられるのです。目的がはずれ、〝趣味〟にあったりすれば、いくら医師免許があっても、手が後ろに回ることになるでしょう。

人はそれぞれ生き方が違い、価値観が異なります。したがって、医療者の考える最善と患者のそれとが喰い違うのは、当然ありうるでしょうが、よく内容を理解し納得したうえで、自分の生き方に照らして選択すればいいのです。万一、後遺症が出た場合、それを抱えて生きるのは患者なのですから。

したがって、医療者は自分の考えを押しつけて脅すのではなく、それが最善と思われても、患者の希望の範囲内での最善をプロとして尽くせばいいことになるはずです。

⑩大病院ほど信頼できる医者がたくさんいる

何をもって信頼できるというのか根拠が不明、ほとんど思い込みでしかありません。

あえて信頼の根拠を尋ねてみると、親切だからとか、肩書きや出身大学が信用できるとか、テレビに出演し、その道の専門家と紹介されていたなど、臨床の腕とは何の関係もないことがほとんど。本当は、どこで、どのくらいの期間、どんな内容の修練を積んだかが必要なのですが、そのような情報はほとんどありません。

⑪入院するなら大病院、大学病院の方が安心できる

今、医療過誤が表沙汰になっているのは、大学病院に多い。今まで安心と思い込んでいたのが、実態はそうでもないのが明らかになった形です。ただ露見したのが多いだけで、他の病院は安心なのかというと、そういうことでもありません。

人間だから当然ミスはありうるという前提で、ヒヤリとした事例、ハッとした事例を現場から報告させ、それに対してどういう手立てを講じたかを公表する病院が現れました。

そんなにヒヤリとしたり、ハッとしたりすることの多い病院はかなわないと考えるか、それを評価するか、判断するのは患者です。

⑫外科の教授は手術がうまい

時々、年寄りの患者の中には、手術の痕《あと》を見せながら、〇〇大学の△△教授に切ってもらったと自慢する人がいます。教授の選考基準に手術の上手、下手は入ってはいません。多くは研究論文の数と内容で審査をパスした研究科教授です。もちろん、手術の上手な教授もおられるでしょうが、それは個人の資質であって、教授だからではありません。昔は、一度も切った経験のない教授もいたとか。今でも「天皇杯争奪、全日本メスさばきコンテスト」などという催しは聞きません。

⑬マスコミに登場する医者は名医だ

名医とは何ぞや。事件を起こしたり、ベストセラー本を書いたり、テレビ出演が多く名前の売れている有名な医者というのならわかります。世渡りに長《た》けているということは首肯できますが、先にも述べたように、現在の日本に、その腕のほどを保証する客観的情報はないのです。このような状況下で『日本の名医百人』などという本が売れているようです。定義や基準もないのに、誰がどのように選んだものか、ただただ頭が下がります。

⑭医学博士は腕がいい

医学博士は、前述のごとく、治療の腕と全く関係のない学問的業績に対して、学位を授与されたものです。かつて、医者を辞めてジャーナリストに転身した永井明さん（故人）という人がいます。彼はその著書『ぼくが医者をやめた理由』の中で、「感染ストレス時におけるラットの血中脂質濃度の変化」というタイトルで博士号を授与されましたが、「これは外科医として何の役にも立たなかった」と述べておられます。むべなるかなといえましょう。

私自身持っていないから僻《ひが》んでいうわけではありませんが、博士号は昔から「足の裏についた飯粒」といわれています。その意は「取らないと気持ちが悪いが、取っても食えない」。特に、石を投げれば医学博士にあたるといわれるぐらい、この業界には多いのです。

⑮リハビリはすればするほど効果が出る

どんな状態でも、リハビリを徹底的にやれば、元の状態に戻れると勘違いしている向きが多いようです。

しかし、どの程度まで回復するかは、おそらく、発症時点でその天（一番いい状態）が決まっていると思われます。つまり、よくなるものしかよくならないというわけです。だが、頑張ったおかげで、こんなに回復したという話がよくテレビなどでとり上げられます。

あれは、よくなるものが、頑張ってよくなっただけと考えた方がいいと思います。もちろん、頑張ったことは評価できます。けれども、頑張ったせいで、よくならないものまでがよくなったわけではないのです。さもないと、よくならないのは、本人の努力が足りないせいと決めつけられかねません。

ふつうは、いくら熱心に励んでも、3カ月から6カ月ぐらいで状態は固定してしまうもの。そのレベルを低下させないように心がけることは大切ですが、もっともっとと頑張り続けると、貴重な残りの時間が〝訓練人生〟になってしまいます。

例えば、手足がもげた場合、誰ももう一度生えてくるとは思わないでしょうから諦めもつきます。だが、麻痺《まひ》した手足は、もう一度動かせるようになるのではないかとの思いから、5年も10年も費やして、一所懸命にリハビリをしている人がいます。その人生を空費している姿は気の毒という外はありません。

リハビリテーションは、リ（再び）ハビリス（人間にふさわしい）エーション（状態にすること）の合成語で、人間が人間にとってふさわしくない状態に置かれた時、再びそれにふさわしい状態に戻すことを指し、必ずしも、病前の姿への復帰を意味するわけではありません。ましてや、手足の機能訓練などという、狭い考えでは決してないのです。

中国では、再建医学というそうで、残存機能や潜在機能をフル活用し、補助具や車椅子を使ったり、手すりをつけたり、段差をなくしたりして、病前の姿にこだわらず、病気や障害によって失われた生活を、もう一度建て直すことと定義づけられているようです。

さすが、漢字の国、「再建医学」とはいい得て妙です。

怪しい医者はこうして見抜く

今の日本人は、医療に対して期待を抱きすぎています。幻想に近いといってもいいでしょう。この原因は何かと考えてみれば、やはり新聞、テレビといったマスコミの影響が大きいと思われます。

「世界で初めての成功」（１０００回目でやっと成功とはいわない）「これで治った」などと報道されると、医学の発達は凄い、これで安心、病気はすべて治ると思ってしまいます。

しかし、マスコミがとり上げるのは、どんな場合かを考えてみてほしいのです。ふつうで、一般的で、何の変哲もないことなど、とり上げるに値しません。特別なこと、珍しいこと、突出したことだから、記事にするのです。

よくいわれるように、犬が人を噛んでもニュースにはならない。人が犬を噛んで、初めてとり上げる価値が出るということです。

時には、「これは、今度開催される○○学会で発表される予定である」などというのもあります。スクープか、持ちつ持たれつのなれ合いかは知りませんが、学会という専門家集団から批判、評価を受ける前に、記事にさせているわけです。

そして、その後学会でどのような議論がなされたかの報道は、いっさいありません。

結局、やった者勝ちという状況になっています。

あれやこれやで、高度医療とか最先端医療とか再生医療が強調されるため、どんな病気でも何とかなるという錯覚に陥る情勢が続いています。

しかし、人間も生きものである以上、「老いて死ぬ」という大枠は、とりはずしようがありません。

つまり、年老いたものを若返らせることも、死ぬことを止めることも不可能という「限界」があるのです。これが、医療技術は所詮「ハーフウェイ・テクノロジー」（中間技術）といわれるゆえんです。

そして医療には、もう一つ、やってみないと結果がどう出るかわからないという「不確実性」もあります。だから、医療には「絶対こうなる」「100％確実」はありえないということです。

また、最近よく耳にする言葉に「エビデンス」（科学的根拠）があります。日本人は

「科学的」という言葉に弱いので、科学的などといわれると、疑問の余地のないものと思ってしまいます。

行った場合と行わなかった場合、例えば、検診を受けた人と受けなかった人、薬を服用した人と服用しなかった人というように、これを集団で比較した場合に統計学的に意味のある差があった、つまり有効だった、というのが「エビデンスがある」ということです。有効グループの全員に効いたのではなく、効かなかった人もいます。ただ集団で比較すると効果ありといえるだけで、特定の個人、あなたにも有効といっているわけではありません。あなたの場合は、あくまで試してもらわないとわからないのです。

もし「あなたは確実にこうなる」と断言するような医者がいたら、とんでもない嘘《うそ》つきか、喰えないハッタリ屋といっていいと思います。「アンタ、地獄に落ちるわよ」と明言できる細木数子さんはエライ。医者には、絶対あの言葉は吐けません。

さらに、現在は治療法も「松」「竹」「梅」といろいろあり、それぞれ一長一短があるのです。本当に発達したというなら、治療法は一つあれば充分のはず。それが、いく通りも存在するというのは、裏を返せば、決定打に欠けるということでしょう。

本人に治せないものは、医者にも治せない

病気やケガを治す力の中心をなすものは、本人の「自然治癒力」です。だから、少々のケガや病気は、医者にかからなくても薬を飲まずに放っておいても治ります。

本来、医療は、本人の身体の反応する力を利用するものです。したがって、最後の場面において、血圧が下がってきたので上げようと、いくら昇圧剤を使っても、血圧が上昇しなくなる。これは、本人の身体が薬に反応しなくなったためです。

つまり「病気やケガ」は、医者や薬が、力ずくで治せるものではないということです。極論すれば、本人に治せないものを、他人である医者に治せるはずがないということになります。医療者は脇役で、お手伝いするお助けマン、薬はお助け物資、器械はお助けマシーンというわけです。

インフルエンザ流行時に、肺炎の併発に備えて、人工呼吸器が必要と強調されました。

しかし、人工呼吸器が肺炎を治してくれるわけではありません。呼吸機能が悪くなったので、代わりに器械が補ってくれる。その間に、本人が肺炎を治して呼吸機能を回復

させれば、人工呼吸器は不要になって助かります。本人に、その力が失せていれば死ぬ、というわけです。

人工透析でも同様です。急性のものなら一時的ですむかもしれませんが、慢性のものなら、ずっと続けなければなりません。それが、あの器械が治すのではないことの証明です。

では、なぜ医療が発達したといわれるのでしょうか。

それは、昔なら、ちょっとでも臓器の具合が悪くなると手の打ちようがなかったのが、今は、臓器の機能がかなり低下しても、下支えができるようになったからです。

その結果、以前なら死んでいたものが、死ぬでもなく助かるでもなく、ただズルズルと生かされている事態が起きることにもつながっているのです。

時々「病気を治せねェ医者はプロじゃねェ。俺なんざァ、何かを治せなかったらお代は頂かねェよ」などと、江戸っ子気質《かたぎ》の職人さんのような啖呵《たんか》を切る患者にお目にかかります。

しかし、医療に請け負いはないのです。

薬で熱を下げると完治は遅れる

私の好きな学説に、「治療の根本は、自然治癒力を助長し、強化することにある」という「治療の四原則」があります。

一、自然治癒の過程を妨げぬこと
二、自然治癒を妨げているものを除くこと
三、自然治癒力が衰えている時は、それを賦《ふ》活《かつ》すること
四、自然治癒力が過剰である時には、それを適度に弱めること

私はこれを自ら実行し、確認してきたため、これまで一度も解熱剤や鎮痛剤などの類を使ったためしがありません。

もっとも、痛みといっても、頭痛、歯痛、腰痛などで、胃や腸に穴が開くとか胆石発作などの内臓痛に見舞われなかったという幸運もあります。

また、検査のため、血管に針を突き立てられて血を抜かれることはありましたが、点滴注射などで薬という異物を体内に注入された経験も、一度もありません。

「治療の四原則」について順にお話ししていきます。

一、自然治癒の過程を妨げぬこと

例えば、発熱を考えてみましょう。

ふつう熱が出ると、これは大変だと目の敵《かたき》にして下げようとします。また、高熱だと頭がおかしくなるのではないかと考えて大騒ぎします。

しかし、熱の高さと重症化とは関係ありませんし、頭がおかしくなることもありません。高い熱が出た場合、頭のおかしくなる脳炎や脳膜炎が混じっていることもあるというにすぎません。

細菌やウイルスに感染した時の発熱は、敵の力を弱めて早く治そうとする人体の反応と考えるべきものです。ですから、解熱剤を使ってむやみに熱を下げるのは利敵行為になり、かえって治りが遅れると考えなくてはいけません。

しんどいのは熱のせいではなく、熱の出る原因のせいなのです。熱は原因ではなく結果です。熱を下げても、原因がなくなるわけではありません。熱でしんどいといっても、細菌やウイルスの方がもっとしんどいはずです。

ただし、熱に弱い性質の人もいます。熱を下げてやれば食欲も出るという人は、治りが多少遅くなるのを覚悟のうえで、解熱剤を使うのも止むを得ないでしょう。

前述のように、発熱は身体の反応であり、必ずしも重症の証ではありません。それよりも微熱、否、平熱であっても食欲がなく、ぐったりして、普段と違って絶えずうとうとしているようなら、かなり重症と考えなくてはいけません。

ある年寄りは、老人ホームへ移って間もなく微熱が出て、少し咳もしているぐらいの症状でした。軽く風邪と考えていたら、いきなり意識障害が出て、病院へ連れて行ったらひどい肺炎といわれた苦い経験が私にはあります。

年寄りは若者と異なり、局所の症状が乏しいのです。それ以来、ぐったりしている、生気が失せている、傾眠がちなどは、重要な注意信号として、気をつけるようにしています。

また鼻汁や咳、嘔吐《おうと》、下痢なども同様で、治癒に向けての身体の正常な反応と考えるべきかと思います。つまり、鼻汁は、ウイルスや細菌、花粉などの体外異物、体内に生じた炎症産物を体外へ洗い流す働きをし、咳も体外異物や炎症産物である痰を排出し、気道を浄化する作用をし、また、嘔吐や下痢は、体内に入った悪いものを早く体外へ出してしまおうとする働きと考えていいと思います。

これは原因ではなく結果ですから、止めようとするのはよくないわけです。また、止められるものでもありません。ただ、あまりに頻繁な嘔吐や下痢は、二次的に脱水を生じますので、水分補給に気をつけなくてはなりません。

痛みも、がんや耐え難い内臓の痛みでなければ、これを鎮《しず》めようと思ってはいけません。特に、手足や腰などを動かす時の痛みは、動かしてくれるなという身体の悲鳴、警告のサインですから、それに従うべきです。例えば先の尖《とが》ったものに手を触れると、痛いから手をひっ込めるでしょう。ところが、手先を麻酔していたらどうでしょう。痛みを感じないので大ケガをしてしまいます。このように、痛みは身を守るために、とても必要なサインなのです。

犬猫を見てください。痛かったら、じっとうずくまって動きません。万物の霊長といわれる人間が鎮痛剤を使って無理に動かすなど、まさに犬猫にも劣る所業《しょぎょう》と申せましょう。

また、ケガをして傷をつくると、ジクジクした汁が出ます。以前は消毒して、その汁をガーゼで吸い取るのが治療の主流でした。しかし、今は、あの汁の中に傷を治すための有効成分が含まれていることがわかり、そして消毒も組織を傷めることが判明し、洗《せん》滌《じょう》に変わりました。つまり、消毒しない、乾かさないで湿ったままにしておく湿潤療法が、自然の理に適《かな》っているといわれるようになりました。

以前、私が勤めている老人ホームの同和園でもぼけた年寄りが転倒し、股の関節の骨を折り、病院に入院しました。その治療の折、足首におもりをつけて長期間牽引《けんいん》したところ、アキレス腱《けん》の上部の皮膚がえぐれ、皮膚移植をしなければならないといわれ、退院してきました。ひどい状態にもかかわらず、家族はもう二度と病院へは行きたくないといいます。

そこで、サランラップを巻くラップ療法を試みました。すると、汁が大量に出るようになり、そのままにしておくと健常な皮膚がただれてきますので、ラップに穴を開け、余分な汁をおむつで吸い取るようにしました。そうすると、完治まで5カ月ほどかかりましたが、皮膚移植とまでいわれた深い傷がいっさい薬などを使わず、元通りになりました。

人間には、自前で治すしくみがちゃんと備わっていることを実感させてもらった、貴重な体験でした。私たちの仕事は、そのしくみを上手に引き出し、利用するお手伝いをすることだということをつくづく感じさせられました。

二、自然治癒を妨げているものを除くこと

これは、銃弾や棘《とげ》のような異物が内部に深く入り込んだり、大きな膿の塊があって、なかなか破れない場合などです。こんな場合、自然治癒力を充分に発揮させるためには、異物の除去や、切開して排膿《はいのう》するという作業が必要ということです。

三、自然治癒力が衰えている時は、それを賦活すること

栄養不良状態で結核を発病した場合など、いくら高価な抗結核薬を使ってもよくなり

ません。自然治癒力が発動するためには、まず栄養状態の改善が必要ということです。

四、自然治癒力が過剰である時には、それを適度に弱めること

アレルギー反応など、生体の治癒力が過剰に働く場合には、その力を少し抑えた方がいいという意味です。

鼻汁や咳を薬で抑えるのは誤り

ここまで述べてきたように、病気やケガを治すのは、もともと本人に備わっている回復力と、体内環境を一定に保とうとする恒常性（ホメオスターシス）です。

そして、それを側面から援助する方法を治療といいます。それらについて以下の３つに分けて考えてみたいと思います。

①原因療法

細菌感染に対する抗生剤のように、その原因に対して直接働きかけをする治療法です。

しかし、繰り返しますが、薬はあくまで脇役であって、これが細菌を力ずくで捻《ね》じ伏せるのではなく、主役は、身体の主人に本来備わっている、外敵をやっつける免疫というしくみです。

ですから、栄養不足で免疫の力が充分に発揮できなかったり、免疫の力を抑えたり、弱めたりする薬（免疫抑制剤）を服用していたり、加齢でこの力が弱っていたりすると、回復が遅れたり、回復せずにいのちを落としたりするわけです。

抗生剤という強力な助っ人の出現により、若い人が肺炎で死ぬことがなくなりましたが、年寄りに依然として多いのは、やはり主役の免疫の力が落ちているということです。

もし、薬が主役なら、年寄りも肺炎で死ぬことはないはずです。

また、噴き出している血を止めるのも、原因療法といっていいと思います。

②補充療法

本来なくてはならないものが不足しているため、これを補うということです。

例えば、糖尿病に対するインスリンというホルモン、甲状腺摘出手術後の甲状腺ホルモンなどをいいます。

更年期にいろいろな症状が出て辛い場合、女性ホルモンを補って症状を軽くし、だんだん減らして軟着陸を図るのをホルモン補充療法と呼びますが、それは少し意味合いが異なります。

なぜなら、更年期になって女性ホルモンが減少するのは、自然の姿だからです。これらに逆らうわけですから、不自然であることには間違いありません。ただ、人によっては症状が強く、日常生活に障《さわ》りが出る場合もあります。苦痛を軽減するというのも、医療の役割の一つです。そのため、減っている女性ホルモンを補って楽にし、漸減《ぜんげん》しながらソフトランディングを図ろうというものです。

したがって、自然に反したことをしているわけですから、いつまでもダラダラと続けるのがよくないことは、いうまでもないでしょう。ですから、これに反すると、乳がんや子宮がんなどのがんや、静脈内に血の塊（血栓）をつくるような副作用が出ることにもなります。ゆえに、これは補充療法というより、次に述べる対症療法に入れた方がいいと思われます。

③対症療法

読んで字のごとく、症状に対するもので、治療法としては、これが圧倒的に多いわけです。症状を和らげたり、苦痛を緩和したりすることで、間接的に治癒に影響を与えようということです。つまり、症状や苦痛のため安静に保てなかったり、食欲が極端に減退すれば、それだけ自然治癒力に影響が出るわけですから、それを防ぐ意味で、消極的治癒促進になるというわけです。

したがって、食欲も落ちず、苦痛も辛抱できる範囲で、安静もそれほど妨げられないなら、全く不要です。

前述したように、症状は、早く治そう、元の状態に戻そうという身体の反応ですから、これを抑えるのは治癒を遅らせることになります。

ゆえに、対症療法は、この利益、不利益を天秤にかけて、どうするかを考えなくてはいけません。鼻汁や咳、少しムカムカするなどのほんの些細《ささい》な症状にもかかわらず、これらを抑えようとするのは、明らかに誤りといえるでしょう。

また、胆石や尿管結石の除去手術も、この範疇《はんちゅう》に入れていいと思われます。一見、痛みの原因となっている石を取り除くので、原因療法風ですが、石のできる原因まで除去しているわけではないので、対症療法の変形と考えていいのではないかと思います。

さらに、高血圧や血糖のコントロール（高血圧や糖尿病の治療）も、将来の余病の発生の防止ですから、ここに入ると思われます。

日本人が「自然死」できないワケ

「自然死」のしくみについては、第一章でも書きましたが、死に際は、何らの医療措置も行わなければ、夢うつつの気持ちのいい、穏やかな状態になります。これが、自然のしくみです。自然はそんなに過酷ではないのです。私たちのご先祖は、みんなこうして無事に死んでいったのです。

ところが、ここ30〜40年、死にかけるとすぐに病院へ行くようになるなど、様相が一変しました。病院は、できるだけのことをして延命を図るのが使命です。

しかし「死」を、止めたり、治したりすることはできません。しかるに、治せない「死」に対して、治すためのパターン化した医療措置を行います。例えば、食べられなくなれば鼻から管を入れたり、胃瘻によって栄養を与えたり、脱水なら点滴注射で水分補給を、貧血があれば輸血を、小便が出なければ利尿剤を、血圧が下がれば昇圧剤というようなことです。

これらは、せっかく自然が用意してくれている、ぼんやりとして不安も恐ろしさも寂しさも感じない幸せムードの中で死んでいける過程を、ぶち壊しているのです。

しかし、患者、国民のみならず、医療者にもこの認識が欠けています。

２０１１年２月の日本老年医学会において、食べられなくなった末期の85歳のアルツハイマーの患者に対して、どうするかの問いに解答した１５５４人のうち、「すべてを控えて何もしない」はわずか10％、胃瘻が21％、経鼻チューブが13％であるのに対し、手や足からの点滴注射が51％と半数以上を占めたとのことです。そして、この手や足からの点滴注射は「患者にとって医学的に必要」との考えが38％、約４割だったという驚くべき報告をしています。専門である老年科医でさえも、このありさまです。

私たちは枯れかけている植物に肥料をやるでしょうか。万一、肥料を与えたとしても吸収しませんから、植物に害はありません。

ところが、人間の場合は違います。体内に〝肥料〟を別ルートから無理やり突っ込むわけです。いかに、死にゆく人間に苦痛と負担を強いているか、想像に難くないでしょう。

では、年寄りの〝枯れる〟時期は、正確に判断できるのか、ということになります。枯れかけているように見えても、〝肥料〟をやったら持ち直すことが間々《まま》あるではないか。たしかに、がんと異なり、年寄りの〝枯れる〟時期の見当は、つけにくいことは事実です。

でも、たくさんの〝自然死〟の年寄りを見てきますと、何となくわかるように思います。いいかげんな勘というのではありません。

今、病院などでは、栄養障害改善のため、医師、看護師、薬剤師、栄養士などの多職種が集まって栄養サポートチームをつくり、患者の栄養改善に努めています。その際に使用する栄養評価方法のうち、主観的包括的評価法（ＳＧＡ）で、高度栄養障害の部分を転用させてもらうのです。具体的には、食が細って、食事量が減り、その結果として体重減少（一カ月に５％以上、３カ月で７・５％以上、６カ月で10％以上）があり、歩けていたのが歩けなくなったり、立つことができていたのが立てなくなったり、ちゃんと座れていたのが、座っていて身体が傾くようになるというように、日常の生活動作に障害が現れてくることなどです。

これは、血液検査データなどから想定する客観的データ評価法（ODA）に比べ、より簡便でどこでも行えるという利点があります。

このようなことが見受けられると、〝枯れ始めた〟と考えて、あまりはずれることがありません。家庭では、体重を量るのも大変でしょうが、老人ホームでは毎月行っていますので、チェックを入れやすい状況にあります。

私は、〝枯れ始めた〟と思われる時点で、家族に話をすることにしています。

私は勧めないけれども、今は、胃瘻という〝強制人工延命措置〟があり、家族、縁者で話し合って結論を出すように伝えます。この手続きを踏んでおかないと、現代の、権利意識の強くなった家族から、後で「そんなよい方法があるのに、どうして知らせてくれなかったんだ？」と、大変な騒動に巻き込まれる可能性があるためです。

したがって、「自然死」への強要や誘導は、いっさい、行うことはありません。

ですから、家族から胃瘻の希望が出されれば、黙って病院への紹介状を書いています。同和園では多くの方が自然死されていますが、皆さん、とても穏やかそうな死に際だったことが強く私の脳裏に焼きついています。

介護という名の〝拷問〟

死に際の苦しみは医療による〝虐待〟ばかりではありません。介護による〝拷問〟もあるのです。それも、いい看取りを行っているという自負のある介護施設で起こりがちなのです。

それは、医療者ができることはすべてやるのが使命と考えていることと、根は一つであるような気がします。本章の冒頭で「医療の鉄則」として、「一、死にゆく自然の過程を邪魔しない」「一、死にゆく人間に無用の苦痛を与えてはならない」と書きましたが、これは「介護」に関しても同様だと思うのです。

例えば死が迫ってくると、当然、食欲は落ちてきます。すると、家族はカロリーの高いものを食べさせようと努力します。

しかし、少量でカロリーは高いものとはいっても、口あたりはどうなのでしょうか。また、少量で高カロリーのものといえば、脂肪の含有量が多く、油っこいのではないでしょうか。

健康人でも、食欲がない時に油っこいものは、なかなか口にできないように思われます。それを、無理やり死にかけの病人の口の中に押し込むのは、どうなのでしょう。勝気な人なら吐き出すでしょう。

しかし、気が弱い人は、介護職員にピタリと横にはりつかれて、次から次へと口の中に放り込まれるわけですから、仕方なしに飲み込むでしょう。けれども、その結果は、火を見るより明らかです。当然、吐くことになります。少しでもカロリーの高いものを食べてもらおうという優しい心遣いが裏目に出て、ひどい苦しみを与えることになるのです。

一方で、家族は、こんな時期になれば、昔は「口あたりのいい、あっさりしたものを無理せずに食べさせたものだった」と思うのです。

そこで、無理をしない方がいいのではないかと意見を述べると、介護職員は目を剝《む》きます。どうも、栄養のバランスやカロリーなどを気にしなければならない時期はとっくに過ぎていることを理解するのがむずかしいようです。

死に際になると体力も衰えてきますので、椅子にまともに座ることもできません。そこで、食事を介助する際には、リクライニングの椅子を使います。座っているだけでもしんどいと思うのですが、そのうえ、30分も1時間もかけて、一匙《さじ》、二匙とゆっくり、ゆっくりと口の中へ押し込みます。目を閉じたまま、おいしそうな顔もせず、されるがままになっています。まともな人間なら、もういいからベッドに寝かせてくれと悲鳴をあげるでしょう。

たしかに、飲み食いは、生きるための基本です。だから、食事を介助する者にとってはこれはいい行為で、使命を果たすために必要だと思って疑わないのでしょう。また、この時期に家族から、「家にいた時は風呂好きだったので、ぜひ入浴させてやってほしい」との要望が出ることがあります。最近は、家族の権利意識も強いですし、現場の介護職員は真面目で優しいですから、何とか希望を叶えようと頑張ります。時には家族も一緒に風呂場に入ることもあるようです。そして風呂場から出たヨレヨレの死にかけの年寄りに対して、「どう、気持ちよかったでしょう？」と。私なんかですと、「冗談じゃねェ！」って思うんですけれども。

しかし、人間というのは強いです。失神することがあっても、風呂場で事切れることは、まずありません。もちろん、入浴前に血圧や脈拍や体温などの健康チェックをして、異常なしは確認しているのでしょうが、それでも、「君たちはエラい」と驚嘆するしかありません。ただただ、頭が下がります。

もっとも、私はこれを、「生前湯《ゆ》灌《かん》（遺体を入浴させて洗浄すること）の前倒し」と呼んでいるのですが。

死に際には、飲み込む力も弱ってきます。しかし、心優しい介護職員は一口でも一匙でもと使命感に燃えて涙ぐましい努力をします。その結果、喉元にものが溜まってゴロゴロと音がして苦しみます。そうすると、鼻から管を入れて、それを吸い取る「吸引」という荒技を施さなくてはいけません。これは、死にゆく人間を二重に苦しめることになっているのですが、介護職員にはあまりその感覚はないようです。

無理やり飲ませたり食べさせたりせず、穏やかな〝自然死〟コースに乗せてやるのが本当に思いやりのある、いい〝看取り〟のはずです。時には介護においても、できることであっても控える方がよいこともあると考えなくてはいけません。

以上のように、現在では、医療の〝虐待〟のみならず、「食事介助」「生前湯灌」「吸引」などの介護の〝拷問〟を受けることなく死ぬことは、至難になっています。

今や、誰にも邪魔されず、「飢餓」「脱水症状」という、穏やかで安らかな〝自然死〟コースを辿れるのは、「孤独死」か「野垂れ死に」しかないというのが現実です。

本人が自力で食べられるように、調理は工夫して目の前に置くが、手を出さなければそのまま下げてしまうという北欧式や、『「平穏死」のすすめ』(石飛幸三著、講談社)の中に出てくる、「栄養をとらずに横たわる人を、水だけ与えて静かに看取る」という三宅島の先人の知恵を、もう一度、噛みしめてみる必要があると思います。

「看取る」の真髄は、できるだけ何もしないで「見とる」ことにあると思われます。

第四章

死が近づいてきた時の身体のサイン

「おまえなんか、そうやすやすと死ねんからな」

日本人は、よほど「死」という言葉が嫌いらしい。私などは夏場になると、「ああ、これで半年墓場に近づいたなあ」と感懐を洩《も》らします。すると、「よくそういうことを平気で口走れるな。無神経にもほどがある」という顔をされます。

そこで、講演で「死」の話をする時に使う「枕」を、５つ６つ披瀝《ひれき》しましょう。

〈その１〉……「早くお迎え」が口ぐせで、同和園でのショートステイをしばしば利用する、半ぼけというより５分の４ぼけ程度のバアちゃんがいます。冬の寒い日に脈をとろうと手に触ると、「ひゃあ、先生の手、冷たい！」と悲鳴をあげます。そこで私は、「今、手の先から冷たくなり始めとんねん」と返します。途端に、イヤーな顔つきになります。まだ「よろしおすなあ」「羨《うらや》ましおすなあ」などというお言葉を頂戴したことは一度もありません。どうも「早くお迎え」は本気でないようです。

そこで、なぜ「早くお迎えがきてほしい」というのかを聞いてみますと、「何で自分の家があるのに、こんなところに来んならんのや、それもこれも、みんな悪い嫁のせい」とおっしゃる。すると、それを聞いた半ぼけや4分の3ぼけのバアちゃんたちが寄ってきて、「あんたんとこもか」と異様に盛り上がりを見せます。

「だけどよォー、そんな悪い嫁もらうような息子を産んで育てた製造元は、どこの誰やねん、ＰＬ法（製造物責任法）ちゅうもんがあるんやで」

　私は心の中で、そう突っ込みます。

〈その2〉……私は長野県の田舎で育ちました。昭和20年代の後半には、腹の中を、回虫やサナダムシなどに間借りされている人がたくさんいました。こういう人が死にかけると、いち早く虫たちが察知して、「こんなところにいたら、いのちがなくなる」と大挙して、口や肛門から飛び出してきました。それを見た一族の長老が「とうとう虫にも見離されたか」と判断し、家族に「もう長くはないから覚悟せい」と引導を渡したものです。これを〝専門用語〟で「虫の知らせ」といいました。

〈その3〉……皆さんは、子どものケンカと年寄りのそれで、最後の捨て台詞《ぜりふ》、脅し文句が違うというのをご存知かな。

子どもの場合は、「さっさと、おまえなんか死んじまえ」というんじゃ。ところが、これが年寄りだと「おまえなんか、そうやすやすと死ねんからな」「あんたなんか、絶対簡単には死なれへんから」と。面白いわな。

〈その4〉……「死体」と「遺体」、「棺《ひつぎ》」と「柩《ひつぎ》」の違いをご存知か。家族が近くにいたら「遺体」、いない時は「死体」。葬儀屋さんは、商売物なので「ご遺体」、間違っても「ご死体」とはいわないわな。それから「棺」と「柩」。何となく「棺」より「柩」の方が豪華な感じがするが、さにあらず。

「棺」に死体が入ると「柩」と呼称が変わる。つまり、イカを干すとスルメと名前が変わるようなもの。だから納棺というが、納柩とはいわない。もっとも、定員おひとりさまのところに、何かの都合で、もうおひと方、お入り頂くことがあれば、納柩というのかも。霊柩車も、空の棺桶を積んで走るわけではないので、霊棺車とはいわないわな。

ホンマかいな。

〈その5〉……これも、「早くお迎え」が口ぐせのバアちゃんの話。そういうお方は、だいたい本気じゃありませんね。その証拠に、ちょっと熱でも出そうものなら「先生、ひょっとして死ぬんやないかの」「バアちゃん、さっきまで早うお迎えと、いっとんたんと違うのか」「あれとこれとは話が違う」。減らず口を叩きます。

こういうバアちゃんの臨終の判断が大変なんです。何しろ、心臓が止まっても、まだ、口は動いていますからね。脳死の判定なんかより、ずっとむずかしい。ほんとに、医者泣かせなんですわ。

死に際は痛みを感じない

第一章、第二章で、「自然死」は苦しむことなく、穏やかに死ねると書きましたが、死に際だけでなく、人間が極限状態に陥った時にも、脳内にモルヒネ様物質が分泌されるのは、どうやら間違いのない事実のようです。

アメリカ合衆国、コネチカット州のある町で、9歳の美しい少女が精神錯乱者に襲われ、母親の目の前でメッタ刺しにされ、殺されました。しかし、その少女の目には驚きの表情はあったが、恐怖の色は浮かんでいなかったとのことです（『人間らしい死にかた』シャーウィン・B・ヌーランド著、鈴木主悦訳、河出書房新社）。

少し長くなりますが、引用します。

「暴漢は腕をピストンのように上下させ、ケティ（九歳の美少女）の顔や首に切りつけていた。たちまち、そのあたりにいた人びとは逃げ去った。（中略）子供の身体から流れ出す血で歩道が赤く染まりだすと、やはり一人になっていたジョーン（ケティの母親）は、五、六メートル離れたところにいたが、信じられない思いと恐怖に立ちすくんだ。のちに彼女が言うには、その場の空気が濃すぎて自分を通してくれない感じだった——身体が熱く、しかも麻痺した感じで、夢のような霞の幕に包まれていた。（中略）あの子のところに駆けつけたとき、私はその目にかすかな輝きを見ました。私に気がついたしるしのようにも見えました。（中略）顔に浮かんだ表情は、『何が起こったのかしら』といぶかっているようでした。それは、困惑と混乱と驚きの入りまじった表情で、決して恐怖の表情ではなかったのです。（中略）不意に精神異常者に襲われた子供が、明らかに自分を殺そうとするナイフが振りまわされているとき、なぜ顔に恐怖の表情が浮かばないばかりか、いかにも無邪気に、恐怖ならぬ驚きの表情を浮かべて死ぬのだろうか？（中略）一九七〇年代以降、エンドルフィン（内因性モルヒネ様物質）は大量失血や敗血症によるショックによって分泌されることが分かってきた。（中略）危機的な状況でエンドルフィンが増加することは、哺乳動物やおそらくはそれ以外の動物にもそなわった生理的なメカニズムで、それは恐怖と苦痛という精神的および肉体的な危険から守るための仕組みだと思われる。それは救命装置なのだ。そして、それは進化論的にも意味があり、生命をおびやかす突然の出来事が頻繁に起こった未開の先史時代にも、おそらくはあらわれただろう。そのため、突然の危険に際してパニックを起こさないですみ、多くの生命が救われたことは疑う余地がない」

娘のケティのみならず、母親のジョーンもまた、このエンドルフィンによって守られたようです。アフリカの草原で、ライオンに襲われるシマウマやトムソンガゼルにも、このエンドルフィンが出ていたと思われます。

２０１１年の東日本大震災で、大津波で亡くなった人たちにも、同様のことが起きていたのではないでしょうか。びっくりして茫然《ぼうぜん》としている間に、波に呑《の》み込まれた人たちに、恐怖心は生じなかったのではないかと思われます。

また、毛利孝一さんは、著書『死の瞬間』（菁柿堂）の中で、戦時中、特高の凄絶な拷問に耐えた例や、江戸時代のキリシタンの火あぶりの刑で、騒がず、泣き叫ばず、泰然として死んでいった例、陣痛の強い痛みで眠ってしまった「眠り産」の話、マラソンランナーの陶酔状態「ランナーズ・ハイ」など、いずれもモルヒネ様物質が関係しているのではないかと書いておられます。

何も口にしなくなってから、死ぬまでの日数

点滴注射や酸素吸入は、本人が幸せに死ねる過程を妨害する以外の何ものでもないと考えていますので、私は原則として、行いません。

しかし時々、家族から、点滴注射ぐらいしてほしいとの要望が出ることがあります。

『脱水』は、意識レベルが低下して、夢うつつの状態になるので、願ってもないことなのですよ」と説明するのですが、点滴注射が栄養の塊のごとく誤解されている場合が圧倒的に多いのです。それは、そうでしょう。今まで病院では、〝栄養剤〟の注射と称して、点滴注射がなされてきたわけですから。

そこで、納得がいきかねるという顔をしている家族には、仕方がありませんから、点滴を飲んでもらうことにしています。「これはブドウ糖がほんのわずか入っているミネラルウォーターなんですよ、薄味のスポーツドリンクなんですよ」と説明して。

「えっ、飲んでもどうもないんですか」と悲鳴をあげる人が時にいますが、大丈夫なんですよ。

だいたい、飲食物は消化吸収されて、初めて体内（血管内）に入るわけです。それに引き換え、点滴注射の場合は、中身がいきなり血管内に注入されるのです。そんなものが、もし、飲み食いできないものであったら、大変なことになります。

当然、逆はダメです。オレンジジュースや焼き肉のたれを点滴したら、死にますから。

飲んでもらうと、「点滴ってこんなんですか」と、一様に驚かれます。そして、これなら結構ですと、一件落着します。

では、点滴注射もせず、口から一滴の水も入らなくなった場合、亡くなるまでの日数がどれくらいかといいますと、7日から10日ぐらいまでが多いようです。排尿は、亡くなるまでの日数が短ければ当日まである場合もありますが、少なくとも2、3日前まではあるようです。

なぜ一滴の水も入らないのに尿が出るのかといいますと、生きるためには、体温を36度前後に保たなければなりません。それから、心臓を動かしたり呼吸もします。そのためには、エネルギーが必要なんです。このエネルギー産生過程で、水と炭酸ガスがつくられるので、これが尿として排泄されるわけです。

また、「脱水」の状況下では、38度前後の、時には39度5分くらいの体温上昇を見ることがあります。

例えば、自動車のエンジンをかけると熱くなります。これを冷やすため、冷却水が必要になります。これがないと、オーバーヒートします。人間も、これと同じ理屈で、エネルギー産生過程で熱が出ます。これを冷やすために水が必要なのですが、一滴の水も入らなくなっているため、冷却水不足で体温が上昇するというわけです。

この時点で、本人はスヤスヤ状態なので、何ら苦痛はありません。気になるようでしたら、額に冷えピタを貼るぐらいで充分です。この時点で、むくみがあれば、その水分は使われます。また、がん性腹膜炎の腹水さえも、使われて消失してしまうのです。

〝老衰死〟コースには7〜10日が多いというのは前述の通りですが、最近、テリ・シャイボさん（後述）の世界記録（？）の14日間を破るのではないかと思われる、94歳の女性が同和園に現れたのには驚きました。結局は、14日目のタイ記録で終わりましたけれど。

家族３人が交替で四六時中つき添いましたが、脱水による発熱があっただけで、本人がスヤスヤ状態なので、手持ち無沙汰ですることがなく、本を読んだり、ウトウトしたりしてリラックスして過ごされていました。

もっとも、本人には寂しさも苦しさもないので、家族がウトウトされている間に、息を引き取っても気にする必要がないこと、そばにいてあげる雰囲気が大事であることを前もって伝えていたのもよかったのかもしれません。
そして、亡くなった後、家族が「人間が死んでいくって、こんなに穏やかなんですね。死ぬのが恐くなくなりました」と、感心することしきりでした。

植物状態での水分、栄養補給を中止した事例

現在、わが国では、一度始めた延命治療を途中で中止すると、すぐ〝殺人〟と騒がれます。アメリカ合衆国で、植物状態の人の水分、栄養補給を中止した有名な事件に、「ナンシー・クルーザンさん事件」と「テリ・シャイボさん事件」があります。

「ナンシー・クルーザンさん事件」というのは、植物状態になっている人間への水分と栄養補給を中止したという事件です。

ミズーリ州のナンシー・クルーザンさん（35歳）は、１９８３年交通事故で植物状態となり、チューブにより水分、栄養が補給され、生命を維持していました。両親は、この補給の中止を求めて裁判所に訴えました。裁判所は、いったん、本人の意思を推定できる明確な証拠がないとして退けました。

しかし、その後、ナンシーさんの死と利害関係のない元同僚3人から「ナンシーさんは、植物状態で生きていたいと思わない、と話していた」という証言が得られ、裁判所は、この証言を採用し、1990年12月14日、水分、栄養補給の中止を認めました。そして、12月26日に亡くなりました。

「テリ・シャイボさん事件」というのは、テリ・シャイボさん（41歳）という女性に関するものです。彼女は1990年に心臓発作から脳障害を起こし、植物状態になっていました。

「テリは、人工的延命は望んでいなかった」として、水分、栄養補給の中止を主張する夫と、続行を主張する両親と妹が対立し、長い間裁判で争っていました。

この間、時のブッシュ大統領やその弟のフロリダ州知事や連邦議会の政治介入もありました。

しかし最終的には、裁判所は夫側の主張を認め、チューブによる水分、栄養補給の中止を決定しました。

その結果、２００５年3月18日に中止され、14日目の3月31日に亡くなりました。

口から一滴の水も入らなくなった場合、この２週間、14日間というのが、一つの壁、限界なのではないかと思います。

「死に時」が来ると食べなくなる

今、私たち日本人は、自然な出来事である「死」を、日常生活の中からほとんど排除して暮らしています。ですから当然、90代の親が死ぬことが、70歳前後の、その子どもたちの念頭にない、ということが生じます。自分たちだって、いつ死んでもおかしくない年齢に達しているにもかかわらず、です。

ですから前述の通り、一部には年金狙いやリベンジがあるにしても、大部分は、親の死期が迫っているという事実を突きつけられると、狼狽《ろうばい》します。

そして、「こんなはずではなかった、こんなことならもっとああしておくんだった、こうしておくんだった」ということで、延命に走ってしまうようです。

しかし、これまで述べてきた通り、発達したといわれる近代医学であっても、延命治療で「死」を少しばかり先送りすることはできても、回避できるような力はありません。治せない「死」に対し、治すためのパターン化した医療を行うわけですから、わずかばかりの延命と引き換えに、苦痛を強いられることになります。

まさに、「できるだけの手を尽くす」が、「できる限り苦しめて、たっぷり地獄を味わわせる」とほぼ同義になっているといっても、いいすぎではない状況を呈しています。

これを防ぐにはどうしたらいいでしょうか。それは、親が一定の年齢に達したら（繁殖を終えたら）、「死」を頭の片隅に置いて、かかわりを持つことだと思います。

つまり、人間はいつかは死ぬ存在ですから、明日死なれても後悔の少ないかかわり方をする。そして、その日が来るまでそれを続けるということです。

よく「点滴注射のおかげで1カ月生かしてもらった」などという話を耳にします。しかし、よく考えてみてください。点滴注射の中身はブトウ糖がわずかばかり入った、スポーツドリンクより薄いミネラルウォーターです。「水だけ与えるから、あとの分は自分の身体を溶かしながら生きろ」というのは、あまりに残酷というものではないでしょうか。

また、口から食べるのは自然といっても、当人の身体が欲しがらなくなっているのにもかかわらず、無理に口をこじ開けて放り込むのも同じことです。

「脱水」は、意識レベルが落ちてぼんやりとした状態になり、不安や寂しさや恐ろしさから守ってくれる働きをすることは、すでに述べた通りです。

それなのに、たとえ善意にしろ、せめて水だけでも、と無理に与えることは、この自然のしくみに反し、邪魔することになるのです。赤ん坊が、眠いのにいろいろちょっかいをかけられて、眠らせてもらえないのに似ています。ひどい仕打ちだとは思いませんか。

たしかに、見殺しにするようで辛い、何もしないで見ているだけなんてできないという気持ちも、わからないではありません。しかし、こちら側の都合だけで、何かをするというのは、「エゴ」といっていいと思います。その行為は誰のため、何のためなのか、やった結果、どうなるのかを考える必要があります。

本人は嬉しがるか、幸せに感じるか、感謝してくれるか、あるいは自分だったらしてほしいことなのかなど吟味してみなくてはいけません。

たしかに私たちは、何もせずに見守ることに慣れていません。辛いことです。だからといって、自分が苦しさや辛さを免れるために、相手に無用な苦痛を与えてもいいという道理はありません。「そっとしておく思いやり」もあるのです。また、たとえ延命したとしても、悲しみはなくなりも減りもしません。ただ先送りするだけなのです。

フランスでは「老人医療の基本は、本人が自力で食事を嚥下《えんげ》できなくなったら、医師の仕事はその時点で終わり、あとは牧師の仕事です」といわれているそうです（『枯れるように死にたい』田中奈保美著、新潮社）。

残される人間が、自分たちの辛さ軽減のため、あるいは自己満足のために死にゆく人間に余計な負担を強い、無用な苦痛を味わわせてはなりません。医療をそんなふうに利用してはいかんのです。

辛くても「死ぬべき時期」にきちんと死なせてやるのが〝家族の愛情〟というものでしょう。

身体からのサインをキャッチする

象は、衰えて死期を悟ると群れを離れ、森の奥へ消えて行くといわれています。万物の霊長といわれる人間に、その能力がないはずがありません。事実、西行《さいぎょう》は予告通り「その如月《きさらぎ》の望月《もちづき》の頃」に亡くなっています（私は最後は断食をやって、微調整したのではないかと勘繰っているのですが）。

普段、私たちの体内からは、自分の身を守るため、あるいは生き続けるために、いろいろなサインが出されているはずなのです。

ところが、ここ30〜40年、近代医学の発達に幻惑され、また、医療が非常に手軽に利用できる状況が実現されたことで、この内部から発せられるサインをキャッチする能力を他人（医者）任せにした結果、我々はこの能力を極度に衰退させてしまいました。

そのため、多くの人が「死に時」を逸し、病院でだらだらと生かされ、挙句に、悲惨で非人間的な最期を迎えるようになってしまいました。

そこで、この働かなくなった、サインのキャッチ能力の錆《さび》落としをしなくてはなりません。

私たちの身体は、ヘビやカエルのように、外界の気温が下がったら体温も低下するということはありません。絶えず、体内環境を一定に保とうとしています。これを恒常性(ホメオスターシス)といいます。何かの不都合な事態が生じれば、これを元に戻そうとします(回復力、自然治癒力)。この力が衰えたり、追いつかない時が死ぬ時です。

恒常性が乱れたり、回復の妨げになるような事態に対しては、警告サインが発せられます。だから極論すれば、医者のいうことを聞くより、自分の身体に聞く方が間違いがないのです。

このように考えると、突然死など起こるはずがないと思うのです。起こるとすれば、サインをキャッチする能力を失ったせいか、あるいは、無視、軽視した結果だと思うのです。必ず、前触れがあったはずです。こんなに精巧にできた機械が、何の兆候もなく、ある時、突然ぶっ壊れることなど、とうてい考えられないからです。

では、錆落としをするには、どうしたらいいのでしょうか。

少々のことでは医者にかからず、自分で様子を見ることです。発熱や咳や下痢などの症状も、身体が治そうとしている反応の一環であることは、第三章で述べた通りです。

薬を飲まないと病気は治らないなどという、とんでもない考えは捨てましょう。

といっても、少し鼻水が出たり、ちょっと下痢しただけで、医者よ薬よと大騒ぎしている実情を見ると、至難のことと考えられます。

そこで、現実的な妥協案として、医者にかかって薬をもらうのは止むを得ないとしましょう。今後の見通しも聞いているはずです。

そこで私からの提案ですが、もらった薬を飲まずに、できるだけ自然の経過を見るようにしましょう。薬は手元にあって、いつでも服用できるわけですから、できる限り引き延ばしましょう。

それに、その症状が出るに至った原因を考えてみましょう。

例えば下痢や腹痛は、暴食、暴飲や変わったものを食べたせいかもしれません。その通りなら、それらの症状は、「そういうものはダメよ、勘弁してね」という身体が発する警告サインです。以後、気をつけるようにしましょう。

こういう体験を積み重ねることです。そして、必ず、以前の体験と比較してみることです。

そうしていると、これはふつうじゃない、様子を見ていてはよくない、医者へ行った方がいい、という例外のケースがわかるようになります。

老いを認めた方が楽になる

昔のおばあちゃんは、医学の心得がないにもかかわらず、存外、判断は的確だったのです。なぜかといえば、子どもを半ダースも一ダースも産み、そのうち何人かは亡くしているからです。人間が自然に死ぬケースを知っているためです。ですから症状が重いように見えても大丈夫とか、軽く見えるが用心しなければなどと、判断できたのだと思います。

また、「快」「不快」の原則に従うことも大事です。つまり、気持ちのいいことは身体によく、気分が悪くなるのは不都合なことということです。

今は、他人任せに慣れ切っているせいで、日常生活の些細なことまで、いちいち医者にお伺いを立てます。

例えば、「風呂はどうしたらいいですか」と尋ねると、医者もしたり顔で「ぬるめの半身浴がよろしい」などとのたまう。熱い湯に肩までつかろうが、顔まで沈めようが、大きなお世話ではないか。

もし、熱い湯だったり、肩までつかったせいでドキドキしたり、息苦しくなったり、しんどくなるようなら、やめたらいいんです。小学生じゃあるまいし、本来、医者に聞くほどのことではないはずなんですけれども。風呂に入るかどうかも、自分の身体に聞けばいいんです。

私など、たとえ39度の熱があっても、身体がＯＫのサインを出してくれる時は入浴しますし、たとえ熱はなくても、今日はやめといた方がいいよと身体がいってくれる時には入りません。

年をとれば、腰や膝も痛くなるでしょう。そこで年寄りは、毎日電気をかけにいきます。ところが、帰りがけに冷湿布を近所に配って歩くんじゃないかと思うほど、しこたまもらうこともあるようです。

「あっためるんかい、冷やすんかい、いったい、どっちやねん！」

こういう年寄りが多くなると、若者の負担は増える一方。たまったもんじゃありません。

こういうことをいうと、すぐ「年寄りは医者にかかるなというのか。年をとれば具合の悪いところがあるのは当たり前ではないか（その通り、どこか具合が悪いのが正常なのです）。だから医者にかかるのは当然ではないか」とおぬかしになる方がおられます。

しかし、医者にかかって、薬を飲んだり、いろんなことをすれば、若返るのか、すっかりよくなるかを考えていただきたいと思います。

苦痛を和らげることや、症状を軽くすることは、少しでも楽に生きるためには必要なことです。そのために医療を利用するのは、止むを得ないでしょう。

動かしたら痛いというのは、そういう動かし方はしてくれるなという、身体のサインです。動かし方に工夫がいるのです。昔の人は、皆そうして折り合いをつけていたのです。

痛み止めを飲んで、注射をして動かすなどというのは、愚の骨頂です。犬猫を見てください。痛かったら動かず、じっとうずくまっています。彼らは、治る近道を本能的に知っているからです。それを、いろいろやって動かそうとするのは、犬猫以下といっていいでしょう。

そして、年をとって、充分に老化していることを認めようとせず、何とか以前のようになりたいと、欲をかくのもよくありません。

別に、老け込めといっているわけではありません。老いを認めましょう。〝年のせい〟と思いましょう。その方が、楽に生きられます。

朝起きて　夕べに顔は　変わらねど
いつの間にやら　年は寄りけり

「看取らせること」が年寄りの最後の務め

年間死亡者数が、現在の約１３７万人から、ピークとなると推定される２０４０年には１６０万人以上になり、多死社会を迎えるといわれています。そうすると、今のように、大部分が病院で死ぬというのは、不可能になります。

否応なく、在宅での死を考えざるをえなくなります。

在宅死には、在宅医療死と在宅自然死があります。現在の在宅死のほとんどは、病院で目一杯の医療を行った末、これ以上の改善が見込めないということで、在宅へ移行するケースです。したがって、当然、病院で行われていた医療措置、延命措置は引き継ぐ形になります。そして、死ぬまで医療が濃厚に関与するので、私はこれを、「在宅医療死」と呼んでいます。

「在宅自然死」は文字通り、できるだけ医療とのかかわりを持たないで、自然に見守る形での死です。ここでの医者の役割は、見守ることと、これから起きる変化を伝えることと、死亡の確認と死亡診断書の発行ということになります。一般的にいわれている「在宅死」の条件としては、以下のようなものがあります。

一番目に、在宅で死にたいという本人の意思、希望、決心があります。

二番目に、家族に〝看取りたい〟という意欲があること。実際には意欲だけでなく、体力も必要ですし、時間的余裕もなくてはいけません。交替要員も欲しいところです。

三番目に、在宅死に理解のある医者や看護師などの医療関係者やホームヘルパーなどの福祉関係者の協力が必要です。

四番目に、住宅環境、できれば専用の個室が欲しいところです。

最後は、ある程度の経済力といわれています。

「看取り」にも、「看取られる」場合と「看取らせる」場合があります。現在は非常に困難とはいえ、本来、年寄りの役割は「自然死」を、家族に「看取らせる」ことにあります。

「看取らせる」場合は、本人の決心、希望以外に、「信念」と「覚悟」が必要になります。それは、「死ぬ」という自然の営みの、本来あるべき姿を周囲に見せると同時に、「自然死」を見たことのない医療関係者を教育する先兵になるということです。

２００８年の厚生労働省の調査によれば、「延命治療を中止して、自然に死期を迎える」ことを希望する人が約3割、「最後まで自宅で」とする人は1割程度でした。

内閣府が出している２０１５年版の高齢社会白書によれば、65歳以上で「延命のみを目的とした医療は行わず、自然にまかせてほしい」という人の割合は91・1%と9割を超えています。7年前に比べてだいぶ増えていることがわかりますが、これはあくまでも本人の希望であって、実際に自然に任せてもらえたかはわかりません。

一方、「治る見込みがない病気になった場合、どこで最期を迎えたいか」については、「自宅」が54・6％と半数以上の人が自宅で亡くなることを希望しています。

しかし、実際には7割強の人が病院で亡くなっています。在宅死を実現困難と考える理由の大きなものに、「介護してくれる家族に負担がかかる」と「症状が急変した時の対応に不安がある」があるそうです。

だから、在宅で「看取らせる」ためには、「信念」と「覚悟」が必要なのです。

家族に負担をかけないためのトレーニング

できるだけ家族に負担をかけないためには、自分でできることは精一杯自分ですることです。利き手の側が麻痺している場合でも、もう一方が残っています。食べさせてもらうなど、もっての外です。どうせすることがないのですから、一回の食事に半日かかっても構わないのです。自分で食べられる形に調理を工夫することは、頼まなければなりません。

日本人は、病気や障害を理由に、甘ったれて依存しがちです。また、それを許す傾向にあります。こういうことをしていると、食事が欲しくない時にも、無理やり口の中に押し込まれるという〝拷問〟にかけられることになるのです。

ですから、私は妻に、目の前にある食事に手をつけない場合、黙って下げ、決して口の中に無理に放り込むような真似はしてくれるなと厳命してあります。

なぜなら私は、これまで具合の悪い時でも、薬は飲みませんが、食事は食欲がないとか味がないとかいわずに、無理に口に放り込んできたからです。時には吐きそうになることもありますが、そういう時は30分程度身じろぎもせず大人しくしているのです。そうすると吐き気は治まり、後はオートマチックに栄養が吸収されるというわけです。薬にうまいもまずいもありません。食事を薬と思っているわけですから。

私は末期の肺がんとはいえ、治療をいっさいしていないからか、幸いなことにおいしくごはんをいただいています。

それから、できるだけ、痛いの痒いのしんどいのは口に出さない、態度にも表さないことです。これは一朝一夕にはできません。普段から、死ぬ時のためにトレーニングを積んでおく必要があります。「症状が急変した時の対応に不安」という点に関しては、大丈夫です、後は死ぬだけですから、何の不安もありません。多少、死期が早まるだけの話です。極限状態で、脳内モルヒネ様物質が出るという話は信じていいと思います。

救急車で病院へ運ばれたりすると、死ぬのを引き延ばされて、その間〝地獄の責苦〟を味わうこととなるでしょう。また、駆けつけた往診医が妙な手出しをすると、せっかく穏やかに死ねるチャンスを逸することになります。

慌てず、見守りましょう。看取り期に入れば、通常とは異なる状態がいろいろ見られます。訪問診療医や訪問看護師を呼びましょう。在宅死に不慣れな医者は何かしようとするかもしれませんから、呼ぶのは息を引き取ってからにしましょう。

一見苦しそうに見えても、本人は苦痛を感じない状況になっていますから心配はいりません。

物事は、必ず〝持ちつ持たれつ〟の相互依存関係にあるはずです。

〝看取らせる〟ことで、初めて〝持ちつ〟の部分が強調され、年寄りの「自然に死ぬとは、どういうものか」を周囲に見せるという、最後の役目を果たすことができると思うのです。

第五章　「死」を考えることは生き方のチェック

「自分の死を考える集い」は25年目に突入

現在、日本人はまるで「死」ということを考えなくなってしまっているようです。

こういう状況下ですから、周囲のどこを探しても、「いつまでも生きている気の顔ばかり」で、〝死の気配〟など全く感じられません。

本来、「生死一如《しょうじいちにょ》」、生と死はセットのはずなのに、「いのちあっての物種」「死んで花実が咲くものか」「死んでもいのちがありますように」と死から切り離し、生のみが謳《おう》歌《か》されてきました。その結果、すぐ自殺する、一度人を殺してみたかった、誰でもよかったなどと、「生」までがおかしくなってしまったような気がしてなりません。

一度きりの人生、最後まできちんと生き切るためには、「死の助け」がいるのではないでしょうか。「死を視野に」入れてこそ充実した「生」があるのではないかと考え、1996年4月に「自分の死を考える集い」を発足させました。

「集い」のキャッチフレーズは、『今』を輝いて生きるために『死を視野に』です。

ちなみに宴会での乾杯の音頭は、「皆さんのそれぞれのその日まで、それなりの生き方を願って」といいます。

ただ、１９９６年の発足当時は、「死」を前面に出すのはタブーでした。それを、堂々と看板に出したため、いろいろとあらぬ誤解も生みました。曰《いわ》く、「死に方」を考える集まり、自殺研究会、果ては、妙な新興宗教団体ではないかなど、さまざまに取り沙汰されました。

内部からも、「死」という言葉はあまりにも生々しすぎるので、「エンディング」とか「エンドステージ」などのカナ文字にした方がいいのではないかとの意見が出されました。

しかし、私は必要とされないものなら消えて構わないと思っていたので、「自分の死」にこだわり、押し通しました。入会金も年会費もなく、その都度、参加費１０００円を払って集まり、散るだけです。主宰者がどこの馬の骨かわからないのに、参加費１０００円は、当時としては高額でした。ふつうは２００～３００円で、高くても資料代５００円というのが相場だったと思います。格別儲けようと思ったわけではなく、会場費と資料代に費用がかかったということです。それでも１０００円という大金をはたいて寄ってくるのは、それなりの心構えのある〝変人〟〝奇人〟であろうと考えたからです。

一応選別したつもりでしたが、時には、「わしは、こんな死の話を聞きにきたのじゃない」ともめる一幕もありました。

会場においては、何をしゃべるのも自由です。〝掟〟はただ一つ、「どんな意見にもあからさまな批判、反論はしない」ということだけです。ですから、遠慮なく医師批判、医療批判が飛び出しました。おかげで、診療室だけでは絶対に知りえない、貴重な患者、家族の本当の胸の内も教えてもらうなど、とても大きな収穫がありました。

しかし、ものがものだけに、一年も続けば上々と思っていたのが、案に相違して、例会は295回、25年間も続きました。参加者も、常時、40～50名を数え、地域も京都市内に限らず、遠くは東京、横浜、浜松、宮津、舞鶴、姫路、神戸、大阪、奈良と広範囲に及んでいるのは、「死」の話が存分にできる場を提供できていたからだと思われます。

受け皿がないだけで、本当は「死」の話を心おきなくしたいと思っている人たちが結構いるのではないでしょうか。

「集い」の常連が、よその集団でいつもの調子で死がらみの話をすると、場が凍りつくといいます。仲間うちでは、これを〝集いぼけ〟と称し、かなり気をつけるようにはしているようです。

「集い」の雰囲気がすこぶる明るいのは、暗くなりがちな「死」の話題でありながら、重点が「死に方」ではなく、死ぬまでの「生き方」にあるせいだと思われます。

なお、私はインターネットが使えません。したがって「集い」にはホームページがありません。ワープロもダメ、メールも打てません。習う気もさらさらありません。それゆえ、全国区にはなりえず、ローカルでいいと思っています。必要とする人は、遠方でも、人づてに聞いてやってきますから。

どうしても欲しい情報があれば、時折遊びにくる子どもたちに頼んで打ち出してもらっているので、時代遅れとよく笑われますが、それほどの不便は感じていません。

「集い」が25年間も続いた割には〝知る人ぞ知る、知らない人は知らない〟という、ごくふつうのひっそりした存在なのも、広く世間一般に対して情報発信の気がなかったためでしょう。

お棺に入ると、人生観が変わる

終末期医療や告知を含めたがんの話、脳死、臓器移植、尊厳死や安楽死、事前指示などの問題を議論しているうちに、「集い」が4年目に入った時のことです。

縁起のいい数字「4」にちなんで、記念イベントをしたらどうかという話が持ち上がりました。ふつうは、著名人を呼んでの講演会やパネルディスカッションというのが相場ですが、死んだこともない人間から偉そうな話を聞かされるのも面白くない。わが「集い」ならではの企画はないかと考えている間に、思いついたのが「死装束ファッションショーと模擬葬儀の集い」です。

「自分の死」も具体的な行動を通して考えることが必要で、ただ漠然と頭の中で思っていても役に立たない。「棺桶」に入ることは、行動の具体化として申し分ない。しかも、棺桶はレンタルできないので個人的には実現不可能。まさに4周年記念イベントとしては打ってつけではないかということになりました。

ただ、会場探しには、てこずりました。「祭壇を組んで棺桶を2つ運び込むのですが……」というと、「そ、それはちょっと……」などと、どの会場からも見事に断られました。

そこで、目をつけたのが葬儀社のイベント・ホール、メモリアル・ホールです。ただ、葬儀場の予約は結婚式場と違って利きません。が、幸いなことに、京都では友引には葬儀は行いません。ということで決まりかけたのですが、葬儀社の役員会にかけあったところ、「模擬葬儀」の方はともかく、「死装束ファッションショー」はふざけているということで立ち消えになってしまいました。

結果としては、間に立ってくださった葬儀社の方の厚意で、葬儀が重なった時に備えて契約している市内のお寺の客殿を借りることができました。

ただ、イベントの半分の「死装束ファッションショー」は、会場の都合で、自然光を遮断できず、〝音と光がいのち〟というデザイナーさんの意に沿えず、〝変人〟〝奇人〟の集まりなのでモデルさんには事欠かなかったのですが、中止やむなきに至ったのは、かえすがえすも残念でした。

「模擬葬儀」では、白木の一枚板と合板製の棺桶に、〝棺友〟12人が鼻の穴に綿を詰め、それぞれの趣向を凝らして入り、記念撮影をして蓋《ふた》を閉めてもらいました。「棺桶、入る入る！」と私の数少ないファンが北海道、九州からも駆けつけてくれ、２００人ほどの参加者になり、楽しく、賑々《にぎにぎ》しく挙行されました。

12人の模擬葬儀がすんだ後、お試し入棺で、当日の参加者に開放したところ、入るわ入るわ、中には、用意周到、死装束持参者がいてびっくりしました。ある女性参加者は91歳です。人間も、90歳を超すと棺桶によく馴染《なじ》むんですね。あのまま釘を打って焼き場に運んでいっても、本人以外、誰も文句をいわないぐらい、フィットしていましたね。

棺桶の蓋の開け閉めを70〜80回ほどするなど、お手伝いをしてくれた葬儀社の社員の方が、腰が痛いと悲鳴をあげるほどの成功裏に終わりました。

キャッチフレーズは「あなたもお棺に入って、人生の軌道修正をしてみませんか」でした。

「エンディング・ノート」への誤解

「エンディング・ノート」を買ってはみたものの、自分史の項も書けずに、そのまま死蔵している人たちを数多く見かけます。自分史を書くポイントは、まず転機になった出来事を拾い上げ、それらを中心に、これまでの人生を紡《つむ》いでみることにあります。

各種の「エンディング・ノート」を繙《ひもと》いてみて気になったのは、「延命治療」の項です。ここでは、たいてい、日本尊厳死協会の「リビングウィル」を雛形に使い、「徒《いたず》らに死期を引き延ばすための延命措置はいっさいおことわり」の文言を選択肢として採用しています。「いっさいは、いっさいなんだから文句あるか」ということかもしれませんが、内容の具体性が必要です。医療現場では、これは実用的ではないのです。

さらに、よく聞いてみると、「延命」の受け取り方が、人によって違うということです。例えば、人工呼吸器の装着は延命治療と考えるが、栄養を与える経管栄養は延命治療とは思わないなどです。

ですから、「いっさい」というような十把《じっぱ》一絡《ひとから》げの表現ではなく、「人工呼吸器」「経管栄養」「人工透析」などと、具体的な医療措置に対する個別の意思表示が必要なのです。

今、日本尊厳死協会の会員が十数万人いるといわれますが、私の見るところ、「延命」がきちんと理解できている人は、1割か2割いれば上々ではないかと思います。

ほとんどの年寄りは、あれを見せれば尊厳死させてもらえると、「この印籠が目に入らぬか」という水戸黄門さんの「印籠」のように、「エンディング・ノート」を考えているフシがうかがえます。

「エンディング・ノート」が売れ出した頃から、「死」にちなんだ会がいろいろ持たれるようになりました。しかし、残念ながら「遺言」「相続」「家族葬」「散骨」というように、「死体になって以後」が大半で、「死体になるまで」をとり上げる会合は多くはありません。

第一章で、私の「事前指示書」を紹介しましたが、死後のことばかりではなく、死ぬまでにどうしてもらいたいかを詳しく記したものが必要なのです。そうすれば、自分の意思が家族に伝わり、希望通りの死に方ができるはずです。

「死」を考えることは生き方のチェック

２５００年程前にお釈迦《しゃか》さんが気づかれたように、「死」もまた「苦」（ドゥフカ、思い通りにならないこと）であるので、どう死ぬかなどを考えても仕方ないともいえます。

そして、「死」はその時の縁、巡り合わせで決まるものといっていいと思います。

例えば、私は「救急車は呼ばない、乗らない」がモットーですが、町中で卒倒していれば、救急車に乗せられ、治療の限りを尽くされて死ぬということもありうるでしょう。それも、その時の縁で、仕方のないことと考えるしかありません。

「自分の死」を考えるのは、「死に方」を考えるのではなく、死ぬまでの「生き方」を考えようということなのです。

すなわち、いのちの有限性を自覚することで、「今、こんな生き方をしているが、これでいいのか」と現在までの生活の点検や生き方のチェックをし、もし「いいとはいえない」というのなら、軌道修正を、その都度していこうということなのです。

そして結果として、

一、目をつぶる瞬間、「いろいろあったけれど、そう悪い人生ではなかった」と思える
二、親しい周囲との永遠の別れに対しても感謝することができ、後悔することが少なくてすむ

という功徳《くどく》があります。

さらに、死ぬまでの諸々の事柄や死後に生じる諸問題に対して、一定の指針を与え、家族に不要な負担を強いずにすむという利点もあるように思われます。

「事前指示書」はすこぶる重要

一般的な事前指示書について説明したいと思います。これは自分が死に際にどうしてもらいたいかを指示するものです。

一、死ぬまでどこで、どんなふうに生きたいか？
　どこまでの医療を望むか？
　誰にどういう介護を望むか？

①脳死を認めるか

②ペースメーカーの装着

③心肺停止時の対処（心臓マッサージ、電気ショック、気管内挿管、気管切開、人工呼吸器）

心臓マッサージは、心臓や呼吸が止まった時に行う治療手技です。両手で強く胸の真ん中あたりを圧迫して心臓を動かそうとするため、肋骨《ろっこつ》骨折は、当然起こります。また、心臓が細かく震えた状態（心室細動）で有効な血液量を送り出せない場合、これを改善する目的で電気ショック（ＡＥＤはこれです）を行います。

口対口で肺に空気を送り込んだり、手動のバッグ（アンビューバッグ）を使う場合もあります。さらに、気管内に管を入れ（気管内挿管）、アンビューバッグで空気を送り込んだり、人工呼吸器に連結したりします。

ひとたび心臓が止まったり、有効な血液量が送り出されないと、酸素不足に極端に弱い、脳の神経細胞がやられてしまい、再び心臓が動き出したとしても、その杜絶《とぜつ》した時間の長さによって、脳死や植物状態になって蘇《よみがえ》ることになります。

私は、一度心臓が止まれば、原因のいかんを問わず寿命と考えていますので、ＡＥＤなどは、平にご容赦というところです。

溺《おぼ》れた子どもなどには、有効な場合もあるでしょうが、生きものとしての賞味期限の切れた年寄りは、よくよく考えてみるべきでしょう。

気管切開は、痰が多く詰まって窒息しそうな場面や脳死の場合に、喉元に穴を開けます。

人工呼吸器は、呼吸状態が充分でない場合、器械の力を借ります。

④自力で口から飲み食いできなくなった時

・そのまま自然に任せる

・できる限り食べさせてほしい

・鼻チューブ栄養、胃瘻、中心静脈栄養などの強制人工栄養を施す

4週間以内に、再び口から食べられるようになると予想される場合は、鼻チューブで

もいいと思いますが、そうでない場合は、胃瘻の方が本人にとって負担は少ないと思います。

誤嚥性肺炎を繰り返す場合、それを防ぐために胃瘻をつくることが勧められますが、飲食物が誤って気道に入って肺炎を起こすよりも、眠っている間に細菌の多い唾液が気道に落ちて肺炎を起こすことの方が多いので、必ずしも肺炎の防止にはなりません。口腔内の細菌を減らす目的の口腔ケアが、ある程度予防の役には立ちます。

鼻チューブ栄養の場合第一章で紹介した通り、チューブを抜かれないように、長い間縛ったままにすることがあり、その場合床ずれができたり、四肢の関節が固まってしまうこともあります。

また、チューブ栄養にすると、時間をかけて口から食べさせるという介護者の負担と労力は節約されますが、その分、交流が減ることになります。

・末梢静脈輸液、大量皮下注射で水分を補給する

口から水分が入らなくなると脱水症状となるため、手や足の静脈から点滴注射を行います。また、年をとると、血管がもろくなっていてすぐ漏れるので、何回も針を刺し直

さなければならなくなります。その場合、腹部の皮下脂肪や皮膚がたるんでいる部分で、少々身体を動かしても針が抜けない場所に、一日に500ミリリットルから1000ミリリットルの大量の皮下注射を行います。一時間に100ミリリットル以上の滴下速度にすると痛みが出るので、できるだけゆっくり落とします。

⑤痛みに対してどうするか

・麻薬の使用

麻薬は呼吸抑制作用がありますから、呼吸困難に陥ったときに使うことがあります。

・セデーション（終末期鎮静）

本人が苦しがっている時に鎮静剤を使って眠らせることをいいます。一度始めたら亡くなるまで使いますから、意識が戻ることはありません。

⑥人工透析

最近は、糖尿病が腎臓に影響して起きる糖尿病性腎症が多いといわれます。高度のぼけや長い間寝たきりの場合、どうするかです。老廃物が溜まっている方が楽で、血液を洗って老廃物を少なくした方が、しんどいといいます。体内環境が短時間で大きく変化するせいと思われます。そして、老廃物が溜まって楽になったら、また血液を洗ってしんどい思いをしなくてはなりません。この繰り返しが死ぬまで続くわけです。

私の知り合いで、透析が終わった後、半日はものをいうのも大儀という人がいます。家族を養うという目的があるから辛抱しているが、それがなくなったら、やめたいなどといっています。体内環境を短時間で激変させるので、しんどいのは確かだと思います。

ぼけがあれば、何の理由で器械につながれなければならないのか理解できません。それこそ暴れることもあるので、麻酔薬でも打たなければ実施できません。そんなにしてまで、実施しなくてはならないのか、よく考えてみる必要があります。

老人ホームで、数人の尿毒症の〝自然死〟を見せてもらいました。尿毒症といえば、ひどいむかつきが続いて苦しがったり、てんかんのようなけいれん発作が起きたりするのではないかとビクつきました。しかし高齢者の場合、そのようなことは起こらず、意識レベルが下がってスヤスヤ眠るように亡くなる〝老衰死〟コースか、血の中にカリウムというミネラルが溜まって（増えると心臓麻痺を起こすといわれる）、すっと亡くなるかでした。いずれも穏やかでした。

⑦輸血

死に際に、血を吐いたり、お尻から血を流したりすることがあります。そんな時に、輸血をどうするかということです。

胃や腸の末期がんの出血の場合は、止血がなかなかむずかしく、展望のない輸血を繰り返すことになります。失血死の場合も、脳内モルヒネの分泌があるのでしょうか、穏やかに亡くなります。

⑧強力な抗生物質、昇圧剤、強心剤の使用

飲み込みが悪くなって、誤嚥性肺炎を繰り返す年寄りの場合、ふつうに使用される抗生剤ではよくならないので、一段と強い抗生剤を使うかどうかです。また、胃瘻をつくっている年寄りの場合、そこから抗生剤を注入するに留めるか、病院送りにするかです。

使用を控えても苦しまず、穏やかに亡くなります。外国では、〝肺炎は老人の友だち〟といわれている意味がよくわかります。酸欠状態には脳内モルヒネの分泌があり、炭酸ガスに麻酔作用ありということが、関係しているのかもしれません。

昇圧剤や強心剤は、息を引き取るのを一時的に遅らせるためにやります。これは第一章でも書きましたが、「親戚の〇〇が来るまで引き延ばしてほしい」というような状況の時によく使われます。

⑨最期を迎える場所
病院、ホスピス、自宅、施設（　　　）、その他（　　　）

二、死後の問題
①葬儀式、告別式、法要
②墓地、霊園、散骨、手元供養
③遺言、相続

④病理解剖
⑤臓器提供
⑥献体
三、代理人指定
事前指示書にしたがって希望通りに遂行するための代理人を立てる。

意識が鮮明な時に「事前指示書」を書く

医療では、「患者中心」のターミナル・ケアが謳われます。しかし、この「患者中心」には、「患者が中心」と「患者を中心」の2通りがあります。

一応、両者とも、患者が中心に位置することに違いはありません。ただ「患者が」の方は、患者の意向を尊重して周囲が協力して支援するのですが、「患者を」の方は、周囲がこれが患者にとって最善ではないかと勝手に忖度してケアを行います。

患者が「死」と向き合っていない「患者を」の方は、もどきといえます。患者本人の満足のない、家族や医療者の満足など、私はありえないと思います。

特別養護老人ホームでも、先駆的といわれる施設においては、延命措置に関する事前指定書（あるいは事前指示書）を入居時に本人や家族に示し、書面にして残しているところがあります。しかし、入居時には本人はほとんどぼけていますので、だいたい、家族の意向になります。

福祉関係では、利用者本位の名のもと、利用者不在の「看取り介護」がほとんどといわれています。利用者本位というからには、利用者が中心でなければなりません。しかし、実態は、本人がぼけていますので、利用者本位にはなっていません。

いい看取り介護ができたと、手前味噌でいくら強弁されても、誰にとってよかったのか、本人に関しては不明です。所詮、もどきではないかと思うのです。

第六章　医療は限定利用を心がける

医者にとって年寄りは大事な「飯の種」

生まれたものが成長し、古くなってあちこち傷んでくるのは、自然の流れです。「老い」は自然の過程で、特別なことでも異常なことでもありません。いい方を換えれば、年をとるということは、高齢の障害者になるということに外なりません。

ところが、これまで私たちの同業者がしたり顔で、「年をとっても健康でなければ何にもなりませんよ。健康ほど大切なものはありません。だから、健やかに老いましょう」と脅迫し続けてきました。

しかし、老いるとは、健やかでなくなることなのに、そんなことをいわれたのでは、安心しておちおち年をとれなくなってしまいます。

もっとも、現在の日本人は若さにこだわり、「年のせい」を嫌って認めようとはせず、発達したといわれる近代医療に過度の期待を持ち、老いを「病」にすり替えています。

なぜなら、「老い」は一方通行で、その先には「死」が待ち構えています。

一方、「病」には、回復の可能性があるからです。

「故障箇所　全部老化で　片がつき」
「悪いとこ　みんな老化と　医者はいい」

年寄りの不具合は、すべて老化が原因か、老化がらみです。今さら、医者にかかって薬を飲んでみたところで、若返らせることは不可能ですから、根本的には、どうなるものでもありません。

しかし、治りたい一心で治そうと思ってやってきた医者のところで「年のせい」などという、にべもない言葉は、患者にとっては許せません。

もっとも、医療側も年寄りは大事な「飯の種」ですから、喉元まで出かかった言葉でも、ぐっと呑み込みます。

そして、さらに、老化にもっともらしい病名をつけ、発達した医療に頼れば何とかなるように煽《あお》り、期待を持たせます。下手に、「年をとればこんなもの」と覚《さと》られようものなら、病院は潰れ、開業医は夜逃げを余儀なくされ、医療関係の失業者が町に溢れます。

民間病院が立派に建て替えられたのも、「お年寄りさま」のおかげです。三拝、九拝、徒《あだ》やおろそかに扱っては、罰があたるというものです。

しかし、よく考えてみてください。テレビや冷蔵庫は15年ももたないでしょう。ところが、人間は60年も70年もそれ以上ももつんです。これは、凄いことだと思いませんか。だから、「年をとれば、どこか具合の悪いのが正常」なんです。万一、年寄りのくせに、どこもどうもないなら、それはよほど異常というべきでしょう。即刻入院して精密検査を受けた方がいいと思います。

とにかく、「老」も「苦」(ドゥフカ)で、思い通りにならないものとしっかり諦め、年をとれば、ある程度こんなものと、あまりこだわらずに寄り添うのが一番と思います。

健康のためならいのちもいらない

「老い」を忌避《きひ》するあまり、「若さ」や「健康」を追い求め、振り回され、最新の医療や健康食品に目の色を変えています。

今、テレビのチャンネルをひねると、健康食品関連のコマーシャルが溢れています。

例えば、年をとれば減少するといわれるコンドロイチン、ヒアルロン酸、グルコサミン、コラーゲンなどです。あれらを摂取しても、体内に吸収する段階で分解されてしまい、あの形のまま、目的の場所に到達はしないと考えられますので、とうてい、効果があるとは思えません。

しかし、よく売れているようです。老人ホーム入居者の家族も飲ませてほしいと持ってきます。胃瘻をしている人にさえ、グルコサミンを「注入してほしい」と要望が出るくらいです。

もっとも、人間には「気のもの」というのがあり、徹頭徹尾、効ありと信じ切れば、それなりに心理効果は、あると思われます。江戸時代に白隠禅師《はくいんぜんじ》という坊さんが「三合《さんごう》の病に八石五斗《はちこくごと》の物思い」と、実にうまいことをいっています。三合の部分はそのまま変わらなくても、八石五斗のくっついている部分が、五石五斗にでも減れば、ずいぶん楽になったと感じられるはずです。

ですから、私は全否定するつもりはありません。ただ、使用する以上、「鰯《いわし》の頭も信心から」といわれるように、中途半端や半信半疑はよくありません。徹底的に信じること、これを助言したいと思います。

こういうことは、今に始まったことではありません。以前、酢大豆などがもてはやされたことがありました。私などは、よく、大豆を食べて酢を飲めば同じことじゃないかと茶化していたものです。さらに凄いのに、朝一番の採れたての新鮮尿を飲むというのがありました。四半世紀も前になりますが、関西に在住する医学博士の肩書きを持つ御仁が、実際にテレビで実演して見せていました。

病院勤務の頃でしたが、２、３の軽い高血圧や糖尿病持ちの患者さんが、実行して調子がいいといっていました。本人がいいというものを、こちらが異を唱えるわけにもいかず、そのまま自由に泳がせておりました。

ただ、小便は身体がいらないといって捨てたものです。それを、再利用するのは、いわば、廃品のリサイクルに相当しますので、立場上、副作用のチェックだけはさせてもらいました。しかし、考えてみれば、たかがコップ一杯の小便です。バケツ一杯飲むわけではなし、他人のものを奪ってまで飲むわけでもありません。特に、何の問題も起こりませんでした。

さらに、よく聞いてみると、そのままストレートで飲む場合もあれば、冷蔵庫で冷やしてからの場合や、レモンを浮かべたり、牛乳で割ったりと、いろいろ工夫して楽しんでいることも判明しました。

よくよく考えてみれば、自前の小便は、全く元手がいりません。それゆえ、年金生活者にはもってこいだったのです。

とにかく、このように今の日本人は、身体にいいと聞けば、小便すら飲んでしまうという、まさに「健康のためならいのちもいらない」状況を呈しています。

問題は、健康は、人生を豊かに生きるための手段であるはずなのに、それが目的になってしまっている点にあります。本来、「健康は、こういう生き方をするために、この程度必要」というものでしょう。それが「生き方」もないのに、「健康」だけを追い求めることに、どれほどの意味があるのでしょう。

ただ、年寄りがこれほど目の色を変えるのは、「周囲に迷惑をかけないように、健やかに老いろ」という圧力の物凄さを示している証左かもしれません。

生活習慣病は治らない

生活習慣病の特徴は、「治らない」「治せない」「予防できない」「すぐには死なない」です。なぜ、治らないのか。それは、ひとことでいえば、うつらない病気だからです。肺炎とか赤痢などのようにうつる病気（感染症）は、完治する可能性があります。

しかし、高血圧や糖尿病などの生活習慣病は、他人にうつることはありません。一緒に食事をしたからといって糖尿病にかかったり、高血圧の人と一緒に風呂に入ったからといって血圧が上がるなどということは、絶対に起こりません。

うつる病気は、肺炎菌や赤痢菌などのように、原則、私たちの身体の外にあります。それが体内に侵入してきた時に、闘って負けると発病します。したがって、この敵を駆逐、撃退できれば、元の平和な状態に戻るわけですから、治ったということになります。

それに引き換え、うつらない生活習慣病では、その原因が、ご先祖さんから受け継いだ糖尿病になりやすい素質、高血圧になりやすい体質、それにあまり運動もせずにたらふく食べる食習慣、塩辛いもの好きなどという悪い生活習慣、さらに老化もからんで、40歳過ぎぐらいから発症してくる病気です。これは、いってみれば内から出る病気です。

したがって、これを排除したり、撲滅《ぼくめつ》したりすることは叶いません。ならば治そうと思わず、治らないものなら治らなくてもいいと諦め、上手におつき合いすることが肝要です。

ところが、この「治らない」病気の「治せない」ものに専門医がいるため、話がややこしくなるのです。なぜなら、専門医なら「治せる」のではないかと誤解をしてしまうからです。

専門医は、人間全体から病気や臓器だけを切り離して診る立場です。したがって、微妙な匙加減が必要な場合は、利用する価値はあるでしょう。

もっとも若者の場合は、肺炎や骨折など、病気や臓器の不具合や故障の始末をつければ、後は自然に元に戻るので、それで解決します。

しかし、年寄りの場合は違います。治らない生活習慣病中心ですから、残念ながら、病気の始末はつけられません。上手に折り合いをつけて、おつき合いしていくしかありません。

いわば、人生の同伴者のような位置づけになります。そこでは、自分の生き方、人生観に照らして連れ添うという姿勢になるでしょう。

ところが、専門医は病気、臓器中心主義ですから医療優先で、患者の価値観、人生観、年齢や生活背景などは、いっさい考慮してくれません。

例えば、40歳でも90歳でも同じ治療法、同じような生活制限を課します。90年も生きたのだから、ほどほどでいいではないかなどという、不埒《ふらち》な考え方は絶対にとりません。そんな年齢差別をしたら、それは、専門医失格を意味するからです。

年寄りは、どこか具合の悪いのが正常とはいえ、少しでも楽に生きたいと思うのが人情ですから、苦痛の緩和、症状の軽減は必要でしょう。

しかし、本来老化がらみですから、元からすっかりよくするというわけにはいきません。10の苦痛が7か8に減れば、それで充分と満足すべきなのです（実際は、もっといい医者、いい病院と渡り歩くのですが）。そして、各人が、自分の生き方に照らして医療を利用すればいいのです。

その時、患者の希望や考え方、生き方より医療を優先させ、全人的には診ない専門医を主治医にするのは、あまりいい選択ではないことになります。

一般的に、年寄りは、複数の臓器の不具合がありますから、例えば、咳や息切れがするので呼吸器科、血圧が高いので循環器科、胃腸の具合がよくないので消化器科、腰や膝も痛むので整形外科というように、複数の専門医に診てもらうことになります。

その結果、必然的に服用する薬が増え、15種類にも20種類にもなり、食後に薬の一気呑みをしなくてはならない仕儀になります。

基本的に、薬は化学物質であり、身体にとっては異物です。身体にとって絶対的に必要なものではありません。薬同士が影響し合う相互作用の問題もあります。優先順位をつけて、できるだけ薬の数は減らした方がいいと思います。

これができるのは、身近なところにいて、全人的に診る家庭医です。常に、家庭医を主治医にし、病状が変化して微妙な匙加減が必要になった時のみ、紹介状を持って専門医を受診すればいいのです。

ただ、この「生活習慣病」という呼び方には問題があります。よく、糖尿病になったのは甘い物を食べすぎたせいなどといわれるように、悪い生活習慣が原因のすべてであるかのような錯覚を与えます。

しかし、いくら食べても素質のない人間は、糖尿病にはなりません。

このように、病気の原因が個人の責任に転嫁されやすい側面を考えると、以前の「成人病」（老人病）という呼称の方が、年寄りへの圧力のかかり方は、少なくすんでいたのではないかという気がします。

もっとも、超高齢社会の到来を充分に認識していた行政が、それを承知のうえで名称変更に踏み切ったと考えるのは、深読みに過ぎるでしょうか。

年寄りはどこか具合が悪いのが正常

前述した通り、年をとればどこかに故障が出るのは、当たり前です。

ですから、繁殖を終えて生きものとしての賞味期限の切れたわが身も顧みず、むやみに「健診」や「人間ドック」を受けて、病気探しをしてはいけません。医者の餌《え》食《じき》になるだけです。「メタボ健診」も同様です。年寄りが、今さら腹回りを気にしてどうしようというのですか。

ところで、「けんしん」には「検診」と「健診」の2種類があるのを、ご存知でしょうか。

「検診」は、特定の病気や器官を対象にして、病気の早期発見をめざし、「がん検診」「結核検診」「心臓病検診」などと使い、その目的は〝病気探し〟ということになります。

一方、「健診」は健康診断、健康診査の略で、本来は健康状態の点検が主で、一応、〝健康づくり〟が目的となっています。

40歳以上の住民を対象にした「人間ドック」も、精密な「健診」と考えていいと思います。

そして、結果は2種類の方法で呈示されます。一つは、数字で表示される数値もの（血糖やコレステロール、肝機能など）、もう一つは、画像もの（レントゲン写真、心電図、超音波検査、眼底写真など）があります。

検査の数値は微妙なことで変わる

検査の数値は、実は、微妙なことで変動するといわれています。同じ血液検体を複数の検査施設に依頼すると、異なった測定結果がもたらされるそうです。検査機器や検査試薬が違うためともいわれます。同一施設でも検査技師が交替すると、測定値が変化することもあるそうです。

また、細い血管から無理に引っ張って採血すると赤血球が壊れて（溶血といいます）、検査結果に影響が出ます。激しい運動も影響を与えます。中性脂肪などは15時間以上空腹にしておかないと、正確さに欠けるともいわれます。

検査前の注意事項の厳守も必要です。「ごはんを食べないように」というと、パンやうどんを食べてきたり、「水も飲まないように」と注意すると、牛乳やコーヒーやスポーツドリンクを飲んでくるという、信じられないような話もあります。健康食品にも検査に影響するものがあります。

さらに、人間には生体リズムというものがあります。例えば、身長や体温や血圧などは昼と夜、朝と夕で変動しますし、体重は女性の場合には月経前後で変動します。

このように身体は、日内で、週単位で、月単位で、季節単位で変化していますので、血液成分も当然その影響を受けているはずです。

基準値はあてになるのか

以前は正常値といわれていましたが、今は基準値とか基準範囲といわれます。

さて、この基準値ですが、健康人の95％が含まれる値に設定されているのです。つまり、健康であっても５％の人は、はずれているわけです。換言すれば、はずれたからといって、すぐ「異常だ」「健康ではない」とはいえないシロモノということです。

おまけに、この基準値は、若者のそれだということです。したがって、年寄りにあてはめるには、いささか問題があるということになります。

また、検査項目が一つということはありません。ふつうは複数です。

基準値が、健康人の95％が収まる範囲とすると、理論的には、２項目とも基準範囲に入る確率は、０・９５の２乗で90・２５％になります。５項目だと77・３７％、10項目だと59・８７％（健康人10人のうち４人強はどの項目かが基準範囲からはずれる）、30項目も検査すれば21・４％になり、約８割の健康人が、何かでひっかかる計算になります。

２０１１年８月19日、日本人間ドック学会が発表した、２０１０年の人間ドック受診者、約300万人の全国集計成績によると、「異常なし」は過去最低の8・4%だったということです。しかし、前述のことを考えると、「むべなるかな」と申せましょう。

おそらく、この300万人の中には、「異常なし」のお墨付きを得たいがためのお年寄りも混じっていることでしょう。そして、よせばいいのに受けたばっかりに、やれ血糖値がおかしいの、肝機能が異常だのと指摘され、病人に仕立て上げられてしまった人が、かなりの数にのぼるのではないかと推察されます。

「健診」や「人間ドック」のスローガンは、「早期発見」「早期治療」です。

ただ、この言葉は、早く見つけて手を打ちさえすれば、すべての病気が完治、根治するがごとき錯覚を与えます。

だいたい、「早期発見」「早期治療」は、完治の手立てのある、肺結核で成功を収めた手法です。これを、完治のない生活習慣病に適用しようとすることに、そもそも無理があります。

もっとも、臓器を切除し、病気と縁が切れるという点では、がんだけは例外に考えてもいいと思います。

ただ、臓器がなくなっているのに、完治といっていいのかという問題は残りますが。

「健診や人間ドックは自己の積極的な健康管理に非常に有効であり、時に、異常が見つかるのを恐れて受けない人がいるが、とんでもないことである。早期発見で、病気で倒れない、明るい人生が送れると考えるべきだ」と推進論者の方々は、おっしゃる。しかし、人生、知らない方が幸せということもあり、知ったことで患者に仕立て上げられ、暗い人生を過ごさなければならないことも考えられます。

ところで、この推進論者の方々は、「健診」や「人間ドック」をきちんと受けておられるのでしょうか。確かめてみたいですね。おそらく、「忙しくて受ける暇がない」とのいいわけが返ってくるのではないでしょうか。しかし、伝《つて》はいくらでもあるはずです。素人を押しのけて受けられないことはありません。まず、「隗《かい》より始めよ」です。そんなにいいものなら率先垂範《そっせんすいはん》が筋というものでしょう。

少なくとも、繁殖を終えて「還り」の人生途上に入っていれば、よく考えてから受けてみるべきでしょう。

また、結果の報告を見ると、「異常なし」というのも、「今回の検査の範囲では、異常はありません」と書かれています。つまり、当然ですが、調べていないことはわかりませんし、明日に関してはどうかということはいえませんということです。検査の〝賞味期限〟は当日限りと割り切ってくださいということです。

以前、マラソンの出場者には、健康診断書の提出が義務づけられていましたが、今は、それほどやかましくはないはずです。なぜなら、大丈夫のお墨付きが出せなくなったからです。

つまり、安静時に異常が認められないからといって、激しい運動をした時にどうなるかの予想はできないからです。

実例としては、２０１１年８月４日、プロのサッカー選手、松田直樹さんが34歳の若さで、心筋梗塞を起こして亡くなりました。事前のメディカル・チェック（健診）では異常がなかったとのことです。

以上より、「健診」や「人間ドック」を受けることによって、より健康な人生が送れたり、寿命が延びたりすることは考えにくいと思います。つまり、「病人づくり」にはなっても、「健康づくり」には役立たないということです。

それでは、全く無駄で無意味かといえば、そんなことはありません。なぜなら、健診業界を潤し、病院の経営安定や医者の生活保障の役には立っているわけですから、心の広い方は、お続けいただきたいと思います。

病気が判明しても、手立てがない場合もある

ついでに、精密検査についても少し考えてみましょう。

詳しい検査をすれば、原因がわかり、何とかなるのではないかと錯覚し、設備の整った大学病院、大病院へ行きたがる、気の毒な人たちをたくさん見受けます。

いくら病気について詳細にわかったところで、それを好転させる手立てが存在しなければ、大した意味はないことになります。

たしかに、近代医学は、原因がわからないと手の打ちようがない、だから、原因、原因と声高に強調してきました。その結果、詳しく調べて原因が判明すれば解決するという誤解を生むことになってしまったのでしょう。ですから、その気持ちがわからないでもありません。

しかし、その原因が、体質（遺伝子）や老化だったら、どうでしょう。体質には遺伝子組み換えがあるのではないかといわれそうですが、中途半端なもので、それほど期待できるものとは思えません。もちろん、老化した細胞を若返らせる方法はありません。

精密検査には、危険なもの、苦痛を伴うもの、恥ずかしさを辛抱しなければならないものなど、いろいろあります。

そこで、考えなくてはならないのは、何のために精密検査をするのか、検査結果を踏まえ、事態を好転させる治療法があるのかどうか、だと思います。

年寄りに「過度の安静」はご法度

「病気には安静」というのが、日本人の常識です。

しかし、年寄りを安静にさせすぎますと、二次障害が起きます。この二次障害を廃用症候群といいます。廃用、つまり使わないと廃《すた》れるということです。

具体的にいいますと、骨や筋肉がやせたり、関節が固まったり、肺や心臓の働きが低下して、ちょっと身動きをしても動悸や息切れが起きる、また、精神活動も低下してぼけたり、ぼけていたのが一層進行したりすることを指します。

例えば、入院して治療した結果、肺炎は治ったけれどもぼけたとか、骨折で入院して骨はつながったのに寝たきりになった、などです。病院から、治ったのだから退院せよといわれ、呆然として途方に暮れている家族の話は、よく聞きます。無理もありません。修繕に出す前より、状態が悪化しているわけですから。こういう状況で、代金を請求して引き取りを強要できるのは医療界だけなのではないでしょうか。

平均年齢が85歳から90歳という、特別養護老人ホームの入居者が、一カ月も入院して帰ってくると、手足の動きが悪くなり、歩いていたものが立つことさえままならなくなっていたり、ぼおっとして全く覇気のうせた、これがあの人かと思うほど変わり果てた姿になるのが常です。これを、介護職員が一カ月ぐらいかけて、一所懸命になって、元の状態に戻すわけです。もちろん、戻らないことも多々あります。

このことを充分に熟知している家族の中には、たとえ肺炎でも、口から抗生剤が飲めれば、その範囲でいいから入院させてくれるなといい、また、股の関節の骨折（大腿骨《だいたいこつ》頸部《けいぶ》骨折）でも、本人がさほど痛がっていなければ、寝たきりになってもいいから入院はさせてくれるなといいます。もっとも、歩くことはできませんが、椅子に座ることは可能で、決して寝たきりにはなりません。

たしかに、年寄りは環境が変わると（ぼけていればなおさらですが）、入院中不穏になり、大声で喚いたり、暴れたりすることがありますので、治療優先の病院としては、鎮静剤を打ったり、手足を縛って対応することになるでしょう。

ただ、普段〝患者さま〟と呼んで持ち上げている大病院が、その〝患者さま〟を縛って差し上げたりなんぞしたのでは、いささかまずいのでは、という気はしますが。いずれにしても、年寄りになればなるほど、できるだけ入院治療は控える方が無難といえると思います。

人は生きてきたように死ぬ

「死」が「苦」（ドゥフカ、思い通りにならないもの）であることは、２５００年前に、釈迦が気づいた永遠の真理です。

ということは、「死に方」や「死ぬ時期」は私たちの自由にならないということです。

　すべては、縁、運、時の巡り合わせということになり、同時に、「死に方」にいい、悪いもないことになります。つまり「おまかせ」ということです。

　では、野放図に生きてもいいのかというと、そうではありません。

　少なくとも、年寄りは、繁殖を終えれば死ぬという自然界の〝掟〟に反して、他の生きもののいのちを奪って生かされている存在です。ならば、それなりの生き方、死に方をしなければならない義務と責任があるはずです。

　巷間《こうかん》、問題にされている「安楽死」「尊厳死」は、どうも「死」の部分だけを強調している気がしてなりません。大事なのは、死ぬまでの「生き方」なのです。

　前にも述べた通り、今日は昨日の続きです。昨日と全く違う今日は、ありえません。今までいい加減に生きてきた人間が、死ぬ時だけきちんと、というわけにはいきません。

　これまで、ちょっと具合が悪いと、すぐ「医者よ薬よ病院よ」と騒いでいた人が、延命拒否を声高に叫ぶのは、ちぐはぐだということです。

　もちろん、症状軽減のため、医療を利用するのはいいでしょう。

　しかし、医療には、若返らせることもできず、死ぬことも防げないという「限界」が厳然としてあるのです。今後どんなに医療が発達しようとも、〝老いて死ぬ〟という大枠は、どうすることもできないでしょう。大事なのは「今」なのです。

今の生き方、今の周囲へのかかわり方、今の医療の利用の仕方が、死の場面に反映されるのです。「今」の生を考えるために「死」の助けが必要なのです。

いのちの有限性を思い、「死」を考える具体的行動（例えば棺桶に入る）をとることで、「生き方」の点検、修正を、その日まで繰り返すことが必要です。

やはり人は、事件、事故、災害やぽっくり死は別として、生きてきたように死ぬのです。

終章

仏教的考えを日常に活かすと生きるのが楽になる

仏教とのご縁

40代半ばの頃にひどい不整脈に襲われたことは、第一章にも書きましたが、これが仏教に開眼《かいげん》したきっかけとなりました。そして、仏教の教えが自分の生きる指針ともなっていったのです。

一方、病院の現場を眺めると、完治のない生活習慣病に苦しんでいる年寄りたちがいました。そこで、彼らに、少しでも楽に生きてもらう助けになればと考えて、当時の京都仏教青年会（現・薄伽梵《ばがぼん》ＫＹＯＴＯ）の協力の下、月一回の病院法話を実施したんです。そうしたら、坊さんが袈裟《けさ》姿で堂々と病院の正面玄関から入ったと、マスコミに大きくとり上げられました。そして、仏教と医療をつなぐ先駆けとなり、仏教と医療を結ぶ全国連絡協議会（「仏医全協」）へと発展しました。

私自身も、その後、京都にたくさんある本山のあちこちから、坊さんの中央研修会の講師として招かれ、お寺さんとの深い関係ができました。

そして、仏教の「苦」や「空」を基本に置いた著書『老いと死から逃げない生き方』

『幸せなご臨終―「医者」の手にかかって死なない死に方』（いずれも講談社）の2冊を上梓《じょうし》しました。講談社は、出版の最大手だけあって、四大全国紙と京都新聞など発行部数30万部以上の地方紙に広告を打ってくれました。

そうすると、大きな書店では、発売から一カ月ぐらいは平積みで売ってくれるんです。それを見て回るのが楽しみで、たまたま買ってくれる人に遭遇すると、飛び出して行って抱きつきたい衝動に駆られたものです。名もない者が書いた本を、大枚、１５００両を払って買ってくれるのですから。あの感激は、今までに味わったことのない異質のものでした。これも仏教をかじったおかげと思いました。また、全国規模の少数の中村ファンができたのもありがたいことでした。

そして、今ほど「死」を忘れている社会はなかったのではないかと思い、この是正がわずかでもできればとの思いから、１９９６年４月には「集い」を発足させました。

詳細は、前に述べた通りです。

ただ、こんなことができたのも、医学の勉強だけでは無理で、生き方の指針である仏教とご縁を頂いたおかげです。

60歳になり、病院の理事長を辞し、老人ホーム「同和園」にお世話になりました。これも、仏教がとり持つ奇《く》しき縁といえそうです。

それまで、「同和園」の「ど」の字も、また福祉系ですから、どこにあるのかも知りませんでした。一度お断りしたのですが、常勤医を探しているので、会うだけでもいいからと頼まれ、お会いしたんです。「同和」というのは、清水寺の故大西良慶師が、「同じく和す」と仏教からとって名づけたという、これまた仏教とかかわっていました。

そして、理事長は永観堂（浄土宗禅林寺派総本山）の管長で、永観堂へは研修会で何度も出入りしていました。副理事長は、清水寺の執事長で、故大西良慶師のご子息でした。私が最初の本『老いと死から逃げない生き方』を出した折、ちょうど清水寺の森清範貫主も一冊目を講談社から上梓した時で、2人でシルクホールというところで千人規模の聴衆を集めて出版記念講演会をやったのですが、この時この執事長に、裏方を務めてもらい、知らない仲ではなかったので、話がまとまってしまったのです。

本当に人生は思ってもみなかった方向に進み、しかし、みんな何らかのつながりがあるんだということを、つくづく思い知らされたものです。

こうして振り返ってみますと、いろいろありましたが、そう悪い人生ではなかったと思います。それどころか、本当にいろいろなもののおかげを蒙って、ご縁を頂いて、今日まで生かされてきたことに、改めて気づかされます。

大学も、自力で卒業したと思い上がっていましたが、実は、親に代わって、世間の皆様がよってたかって学資を出してくれたおかげとも考えられるんですね。

年とともに、目やら耳やらあちこち、身体の具合の悪い箇所が増え、根気がなくなり、物忘れがひどいというより、初めから覚えなくなっています。そうこうしているうちに、肺がんになりました。

肺がんも呼吸困難には往生していますが、期限が近未来とはっきりしていますし、最後まで自宅で病院のように生活が管理されることもなく、思い通りに生きられそうなので、よかったと思っています。

後は、死んでいく姿を周囲に見せ、最後の役割を果たしたいと思います。

詩や道歌を味わう

鈴木章子さんは、元大谷大学学長小川一乗氏の妹さんで、北海道のあるお寺の坊守さんです。昭和63年に47歳の若さで乳がんで亡くなっています。

いろいろ煩悶《はんもん》された末、真の仏法に目覚めた素晴しい詩が、その著書『癌告知のあとで』（探究社）に沢山収められています。その中のいくつかを紹介します。

癌

癌といわれて
死を連想しない人がいるだろうか
医学の進歩した現在
死と直面できる病に
仲々出会うことができない
いつ死んでも不思議でない私が
すっかり忘れて、うぬぼれていたら

ありがたいことに
癌という身をもって
うぬぼれを砕いてくれた
どうしようもない私をおもって
この病を下さった
おかげさまで　おかげさまで
自分の愚かさが
少しずつ見えてきまして
今現在説法の法座に
座らしてもらっています

死の縁無量

生のもろさを知ったら
盲腸も

風邪も
腹いたも
癌も
みな同じ

人間成就

ジグソーパズルの
最後のピース
人間成就のピースでした
人間になって
死ねるのが
嬉しい

変換

死にむかって
進んでいるのではない
今をもらって生きているのだ
今ゼロであって当然の私が
今生きている
ひき算から足し算への変換
誰が教えてくれたのでしょう
新しい生命
嬉しくて踊っています
〝いのち　日々あらたなり〟
うーん　わかります

人には、それぞれ決められた寿命（定年）があるように思われます。しかし、ふつうは、勝手に平均寿命から引き算をして、あとまだ何年と考え、死ぬことを考えないというのが実状でしょう。

しかし、確かなのは今、ここだけです。今ゼロであって当然の身が、諸々のおかげを蒙《こうむ》って生かされている不思議さ、ありがたさ。これに気づかせてくれるところが、仏法の凄さといえるのではないでしょうか。

次にご紹介するのは、『一休道歌　三十一文字の法の歌』（禅文化研究所）の中に収載されている私の気に入っている歌です。皆さんも味わってみてください。

有漏路《うろじ》より無漏路《むろじ》へ帰る一休み
雨降らば降れ風吹かば吹け

門松は冥土の旅の一里塚
馬駕籠《かご》もなく泊まり屋もなし

雨あられ雪や氷とへだつれど
とくれば同じ谷川の水

引き寄せて結べば草の庵にて
解くればもとの野原なりけり

朝霧は消え残りてもありぬべし
誰かこの世に残り果つべき

心こそ心まどわす心なれ
心に心こころ許すな

捨て果てて身はなきものと思えども
雪の降る日は寒くぞありける

生まれては死ぬるなりけりおしなべて
釈迦も達磨も猫も杓子も

世の中は食うてはこして寝て起きて
さてそののちは死ぬるばかりよ

何事もみないつわりの世の中に
死ぬるというぞ誠なりける

生まれ来たその前世を知らざれば
死にゆく先はなお知らぬなり

世の中の生死の道に連れはなし

ただ寂しくも独死独来

釈迦といういたずら者が世に出でて
多くの人を迷わするかな

へつらいて楽しきよりはへつらはで
貧しき身こそ心安けれ

花は根に鳥は古巣に帰れども
人は若きに帰ることなし

春ごとに咲くや吉野の山桜
木を割りてみよ花のあるかは

女房は弁財天とうつくしい
美人といえど皮のことなり

明日ありと思う心にほだされて
今日もむなしく日を送りけり

今日誉めて明日悪くいう人の口
泣くも笑うも嘘の世の中

一休も破れ衣で出る時は
気食坊主と人はいうらん

振り袖と留袖とこそ変われども
裸にすれば同じ姿よ

骨かくす皮には誰も迷いけん
美人いえど皮のわざなり

世の中は食うて稼いで寝て起きて
さてその後は死ぬるばかりぞ

悪しきともただ一筋に捨つるなよ
渋柿を見よ甘干となる

起き出でばまた生まるると思うべし
寝たる間は死人なるべし

極楽を願うは老いの欲心ぞ

死んでの後も楽をする気か

極楽がありとは聞けど往きて見ず
いずくを指して浄土とはいう

わが体焼くな埋ずむな野に捨てて
やせたる犬の腹を肥せよ

死にはせぬどこへも行かぬここにいる
尋ねはするな物はいわぬぞ
（臨終の歌といわれる）

「死を想うこと」の効用

私の好きな作家の一人に五木寛之氏がいます。

その氏の作品『他力』（講談社）の中に凄い記述箇所があります。

自分の信条は「わがはからいにあらず」で、目に見えない大きな力に任せようと思って、病院にはなるたけ近づかないようにしてきた。50歳過ぎてからの成人病などというのは、老眼と同じで、老いの結果ではないかと考えてきた。毎日就寝時にこのまま目が醒めなくても悔いのない生き方をしたか、そして、翌朝、目が醒めたら、今日が最後の日だと思って生きよう、とこれを20年間くり返したという意味のことをいっている下りがあるのです。

医学、医療を過大評価し、「老い」も「病気」にすり替え、死すらも遠ざけうるがごとき錯覚が横行している世の風潮に背を向けている点が大好きなのですが、凡人にはなかなかこんな真似はできません。

私も年に数回、誕生日や彼岸の中日、盆、結婚記念日にこうして生き方を見直すこともありましたが、毎年ではありませんでした。

本来は「生死一如」で生と死はセットのはずですから、3カ月に一度ぐらい「死の助け」を借りて、現在の生活点検、生き方チェックをすれば、いつ死が訪れても悔いのない人生になるはずです。

とはいうものの、私は末期の肺がんですから、もういつお呼びがかかっても不思議のない身です。ですが、たしかに少し調子が悪いと今夜かもしれないと思うのですが、翌朝、目が覚めて調子がよくなっていれば、まだ大丈夫だろうと考えてしまいます。

恥ずかしながら、なかなか五木さんのように今日が最後の一日と思って生きようというのは、実現できていません。

明日ありと思う心の仇桜

明日ありと思う心の仇桜
夜半に嵐の吹かぬものかは

これは親鸞聖人が詠んだと伝わる和歌です。私たちのほとんどは、無条件に明日は来ると思っています。老少不定《ろうしょうふじょう》、諸行無常です。若いから大丈夫ということはありません。

確かなのは、今、ここだけなのです。

　世の中は今日より外はなかりけり
　昨日は過ぎて明日は知られず

　今という今こそ今が大事なれ
　大事の今が生涯の今

今の生き方の修正、点検のために、折に触れて自分の死を考える大切さは、これまでに述べた通りです。補足して知人の葬式の参列も、よい機会になることをつけ加えたいと思います。

お棺の中から当日の主人公が、「あなたも、いつこういう姿になるかわかりませんよ。いつ死んでもいい生き方をしていますか」と無言のメッセージを発しています。

また、「周囲の人に対して、いつ死なれてもいい関わりをしていますか」とも問いかけています。

このチャンスを活かしましょう。さもないと「こんなことなら、もっとああしておくんだった、こうしておくべきだった」と後悔で臍を噛むことになります。

また、現在、わが国は「死を忘れた社会の真っ只中」にあります。このような状況下では、仏教者の役割は格別大きいと思われます。

なぜなら、公然と「死」を口にして違和感を抱かれないのは、仏教者だけだからです。「葬式仏教」と陰口を叩かれて久しくなります。今こそ胸を張って「葬式仏教」を展開しましょう。なぜなら、葬式や法事の場面こそ「死」の話をするにふさわしいと思うからです。

そして、私のような理屈屋でも意外と素直に肯けるものなのです。

「老少不定、人間の死亡率は百パーセント。いつ故人になるか誰にもわかりませんよ。だから、明日死んでもいい生き方をしているか、明日死なれてもいい関わりをしているか」と。

〝いのち〟の連鎖を考える

地球上に生命が誕生してから、35億年とも40億年ともいわれます。その長い長い鎖《くさり》の中で私たち人間はせいぜい80年か１００年（以前はもっと短かったと思います）を分担しているにすぎません。

落葉樹は、秋になると枯れ葉を地面に落とします。その枯れ葉は養分となって、また木を潤します。

私たちの死も、この枯れ葉同様、〝いのち〟の鎖を潤すことになっているのではないかと思われます。

〝いのち〟の連鎖には、縦の流れと横のつながりがあると思います。

まず縦の流れですが、私たちには二親がいます。その二親にも二親がいます。その二親にもそれぞれ二親がいます。それが正式の夫婦であろうが内縁であろうが不倫であろうが、とにかく男女のペアが存在するはずです。

そうやって遡っていきますと、27代前には1億３０００万人、33代前になりますと86億人になります。今の地球の人口より多くなります。これだけ多くの〝いのち〟が、私たちの中に凝縮していることになるわけです。

33代前といっても昔は早婚でしたから、１０００年も遡らないでしょう。〝いのち〟のつながりは、もっともっと遡っていきます。

そうすると隣のおじさんも向かいのおばさんも、道行く人も電車に乗り合わせた人も、みんな親戚になるはずです。

また、昔は戦乱も飢餓もありましたから、それを免れて現在の私が存在するのは、まさに奇跡といっていいのではないかと思います。

次に横のつながりを考えてみましょう。

私たちの身体を構成している主な元素は、炭素、水素、酸素、窒素です。炭水化物は、炭素、水素、酸素です。脂肪も同様です。蛋白質はこれに窒素が加わります。骨は、主としてリンとカルシウムです。その他は鉄や硫黄、少量ですが金銀銅などもあります。

人が死ぬと、どうなるのでしょう。

火葬を例にとると、９割方は天空に散るでしょう。

そして世界を巡り、重いものは灰となって地中に沁みこみ、雨や水や空気に混じって生物に取り込まれます。

そして、私たちがそれを肉や魚や野菜として食べる時は、ご先祖さまの身体の構成成分を食べることになるのです。これは土葬や水葬、風葬や鳥葬であっても、最終的には同じでしょう。

ですから歴史上の実在人物なら、釈迦やキリストや孔子、織田信長や徳川家康の身体の構成成分の一部が、私たち身体の構成成分になっているのです。

このように「死ぬ」「枯れる」「分解する」が後代《こうだい》の食材、原材料の提供になっているわけです。こう考えると、人間だけでなく、犬猫や牛、豚鶏や木や草や石ころまでも親戚の間柄になるのです。

一休道歌には次のようなものもあります。

死して後いかなるものになりぬらん
飯、酒、だんご　茶とぞなりけり

ます。

私の「贈る言葉」

最後に、私の「贈る言葉」を紹介したいと思います。ほとんど説明の要はないと思います。

「起きて半畳　寝て一畳　天下取っても二合半」

この意味は、できるだけ小欲に徹せよということです。

「天命に任せて人事を尽くせ」

明治時代の浄土真宗大谷派の僧侶清沢満之師は「天命に安んじて人事を尽くす」といったかと思いますが、これは、一般的には「人事を尽くして天命を待つ」と解釈されます。しかし、私には、人事を尽くせば天命も変えられるはずというような、思い上がった響きが感じ取れ、あまり好きではありません。それよりも、能力一杯手抜きをせずに事にあたり、そして結果は気にしないという方が好きなのです。

わが国では、天命を待つといいながら、結果が悪ければ人事を尽くさなかったせいではないかと非難されかねない雰囲気が感じられて嫌なのです。

「縁を大切に」

説明の要はないと思います。

私は妻との結婚生活が、55年を超えました。人生の3分の2近くを一緒に過ごしてきたことになります。不思議な縁という外はありません。

「きみは、ぼくのために生まれてきてくれたんだね。ありがとう」という心境です。

妻とは、極力喧嘩はしないように心がけています。朝出がけに喧嘩をして、夕方帰宅したら冷たくなっていたということも考えられなくはありません。そんな時は、後悔してももう追いつきません。

しかし、人間、腹の立つことも、当然あります。そんな時は、腹の中で、ゆっくり一つ、二つと十数えるんです。すると、どうでもいいことに思えてきて、喧嘩せずにすむのです。信心深い人なら「南無阿弥陀仏」を10回唱えるのもいいでしょう。

私が元気な頃は、妻は、友達と海外旅行に行きたいとよくいっていました。しかし、私の方は、老人ホームの入居者が夜中に亡くなると、死亡確認に行かなくてはなりませんので、一泊旅行もできませんでした。

妻に家を空けられると、最寄りの駅までの送迎をしてもらえないので、不便、不都合でしたが、とりあえず、機嫌よく送り出していました。飛行機は地べたの上を飛びますので、落ちても不思議はありません。無事に生還しない可能性もあります。

繁殖を終えたら、このように「自分の死」のみならず、「相手の死」も視野に入れることが大事ではないかと思います。


「人生は『苦』であると明らめよ」

この言葉は、2500年も前に釈迦が悟ったもので、生、老、病、死は「苦」であり、人間の思い通りにはならないものだという永遠の真理を表しています。時代が移って、少しばかり医学が発達したからといって変わるはずのないものという意味なのです。それを、老いを病にすり替え、死すらも何とかなると錯覚させられてしまったところに、大きな問題があるように思われます。

おわりに

死にゆく自然な姿を見せるは、先に逝く者の最後の務め。

私たちはみんな死にます。その時に、身内の、できるだけ医療とのかかわりの薄い自然な死を目にしておくことは重要です。

また、死にゆく者も、その死にゆく姿を周囲に見せることを最後の大事な役目と考えるべきかと思います。

ただ、現在私は末期の肺がんで、呼吸困難が増強しているように感じられますので、中止ということもありえます。その時は、また、お知らせします。

これは、２０２０年10月17日の、第２９５回（最終回）「自分の死を考える集い」の案内文です。

もし今年の3月まで会を続けていれば、３００回を迎えるはずでした。一年前の２０２０年3月には、世話役の人たちと記念パーティーの話を始めなければならなかったのです。ところが、なぜか切り出せなかったのです。

そして、都合よく、コロナ禍の影響で、3月、4月、5月と〝集い〟は開けず、6月には、早足で歩くと息切れするようになり、呼吸困難が増強し、9月18日には「同和園」を退職し、10月が〝集い〟の最終回となりました。

何の治療もせずに、自宅で最期を迎えるつもりと話したところ、数人の知人からは、「有言実行ですか」とあきれと感嘆の入り混じったコメントをもらいました。

また、知り合いのある看護大学で教鞭《きょうべん》をとっている先生が、老年看護学の授業の一環として、某週刊誌のドキュメント「『大往生したけりゃ医療とかかわるな』を書いた有名医師が、余命半年のがんになった今、考えていること」という記事を読んで感想を書くようにと学生たちに宿題を出されました。

私は、これまで、若い人に私の考えは通じないだろうと諦めていました。

ところが、それを読むと、数名の「治療するのが当然なのになぜしないのか、いい格好しすぎる」という批判はありましたが、大多数の「看護観が変わった」「看護観に幅ができた」「今まで授業では何もしない治療法があることを教えてもらっていない」「終末期の患者には、医療的なことをするだけでなく、本当に最後どうしたいのかを本人から聞き出し、家族との間の調整をするのも大事なことだと気づかされた」というコメントに出会いました。

驚くとともに、20歳という若さの学生に、こんなにわかってもらえたと涙が出るほど嬉しく思いました。

また、私は、これまでがんで死ぬのは身辺整理ができるのでいいと、いったり書いたりしてきました。

しかし、実行してみると、これは思い出と決別して過去を清算し、自分の生きた証を消す作業だと気づかされ、なんとも淋しい気持ちにさせられています。

もう残された時間はあまりないようです。文章を書くのにも息切れがします。

1月31日は、私の誕生日です。何とか81歳を迎えることができました。

最後に、また幻冬舎にお世話になることができました。本書刊行に際し、多大なご尽力を賜りました四本恭子さんには、深く感謝する次第です。

２０２１年2月

中村仁一

著者略歴

中村仁一《なかむらじんいち》

一九四〇年長野県生まれ。医師。
京都大学医学部卒業。
財団法人高雄病院院長、理事長を経て、二〇〇〇年二月より
社会福祉法人老人ホーム「同和園」附属診療所所長を務め、
末期の肺がんにより、二〇二〇年九月に同所を退職。
一九八五年十月より、京都仏教青年会（現・薄伽梵ＫＹＯＴＯ）の協力のもとに、
毎月「病院法話」を開催、医療と仏教連携の先駆けとなる。
一九九六年四月より、市民グループ「自分の死を考える集い」を主宰。
二〇二〇年十月に二百九十五回目を迎え、二十五年間続いた。
『大往生したけりゃ医療とかかわるな』（幻冬舎新書）が
五十二万部の大ベストセラーに。

幻冬舎新書 615

やはり死ぬのは、がんでよかった

二〇二一年三月二十五日　第一刷発行

著者　中村仁一
発行人　志儀保博
編集人　小木田順子
編集者　四本恭子

発行所　株式会社　幻冬舎
〒一五一-〇〇五一　東京都渋谷区千駄ヶ谷四-九-七
電話　〇三-五四一一-六二一一(編集)
〇三-五四一一-六二二二(営業)
振替　〇〇一二〇-八-七六七六四三

ブックデザイン　鈴木成一デザイン室

印刷・製本所　中央精版印刷株式会社

Printed in Japan　ISBN978-4-344-98617-6 C0295
な-11-4

幻冬舎ホームページアドレス https://www.gentosha.co.jp/
*この本に関するご意見・ご感想をメールでお寄せいただく場合は、comment@gentosha.co.jp まで。